U0206936

本丛书由复旦大学"985工程"学科建设项目资助

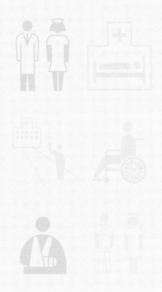

社会发展与社会政策论丛

探索中国社区卫生服务发展

来自成都玉林社区的经验

Community Healthcare Delivery in China

The Practice of Yulin Community
Healthcare Service Center in Chengdu

郭有德 梁鸿 赵德余◎著

社会科学文献出版社
SOCIAL SCIENCES ACADEMIC PRESS (CHINA)

CONTENTS **目 录**

第一章　导论

第一节　从初级卫生保健到社区卫生服务

谈到社区卫生服务，首先让人联想到的是初级卫生保健。早在 1978 年 9 月，也就是我国实行经济改革和对外开放政策的前夕，世界卫生组织和联合国儿童基金会就在苏联的阿拉木图召开了一次著名的国际会议。会议发表了共同宣言——《阿拉木图宣言》，确立了"2000 年人人享有卫生保健"的目标，而实现这一目标的举措是实施初级卫生保健。曾经有学者认为初级卫生保健的想法来源于我国 20 世纪六七十年代广泛开展的"赤脚医生"实践，事实是否如此暂时不去考证。

之后，世界卫生组织要求其成员国对此健康战略目标做出承诺。1986 年我国正式向世界卫生组织郑重承诺，1988 年国务院将"人人享有卫生保健"纳入社会经济发展的总体目标，1990 年卫生部、国家计划委员会、农业部、国家环境保护局、全国爱国卫生运动委员会等联合颁布了《关于我国农村实现"2000 年人人享有卫生保健"的规划目标》（简称《目标》）。

根据《阿拉木图宣言》所阐述的初级卫生保健的精髓，《目标》对初级卫生保健作了如下表述："初级卫生保健是指最基本的、人人都能得到的、体现社会平等权利的、人民群众和政府都能负担得起的卫生保健服务"，指出"我国农村实现人人享有卫生保健的基本途径和基本策略是在全体农村居民中实施初级卫生保健"，"实施初级卫生保健是全社会的事业，是体现为人民服务宗旨的重要方面"。

初级卫生保健是一种基本的卫生保健，依靠切实可行、质量安全可靠、受社会欢迎的方式和技术，是社区中个人和家庭通过积极参与普遍能够享受的、社区或国家依靠自力更生能够负担得起的卫生服务。它既是国家卫生系统和社会经济发展的重要组成部分，又是个人、家庭和社区与国家卫生系统接触的第一个环节，是获得持续卫生保健的起点。

初级卫生保健至少包括下面四层含义。

（1）从居民的需要和利益来看，它是居民最基本的、必不可少的、能够获得的、费用低廉、愿意接受的卫生保健服务。

（2）从其在健康保障中的地位和作用来看，它应用切实可行、质量安全可靠的方法和技术，是最基层的第一线卫生保健工作，是国家卫生体制的重要组成部分和基础。它以大卫生观念为基础，工作领域更宽，内容上更加广泛。

（3）从政府职责和任务来看，它是各级政府及相关部门的共同职责，是各级政府全心全意为人民服务、关心群众疾苦的重要体现，是各级政府组织有关部门和社会各界参与卫生保健活动的有效形式。

（4）从社会和经济发展来看，它是社会经济总体布局的组成部分，必须与社会经济同步发展，是社会主义精神文明建设的重要标志和具体体现，是农村社会保障体系的重要组成部分。

初级卫生保健包括四个方面的内容。

（1）健康促进：包括健康教育、保护环境、合理营养、饮用安全卫生水、改善卫生设施、开展体育锻炼、促进心理卫生、养成良好生活方式等。

（2）预防保健：在研究人群健康和疾病的客观规律及其与人群所处的内外环境、人类社会活动的相互关系的基础上，采取积极有效措施，预防各种疾病的发生、发展和流行。

（3）合理治疗：及早发现疾病，及时提供医疗服务和有效药品，以避免疾病的发展与恶化，促使病患早日好转痊愈，防止带菌（虫）和向慢性病发展。药物应用以"节约、有效"为原则，那些药物应用"愈多愈有效""愈多愈好"的观念是错误的。滥用药物不仅造成药物浪费，增加病人经济负担，也增加了药物不良反应发生的可能性。

（4）社区康复：对丧失了正常功能或功能上有缺陷的残疾人，通过医学的、教育的、职业的和社会的综合措施，尽量恢复其功能，使他们重新获得生活、学习和参加社会活动的能力。

初级卫生保健包括八项要素：

（1）对当前主要卫生问题及其预防和控制方法的健康教育；

（2）改善食品供应和合理营养；

（3）供应足够的安全卫生水和基本环境卫生设施；

（4）妇幼保健和计划生育；

（5）主要传染病的预防接种；

（6）预防和控制地方病；

（7）常见病和外伤的合理治疗；

（8）提供基本药物。

就以上内容和表述来看，我国初级卫生保健的侧重点在农村，城市地区尽管也开展了一些试点工作，但总体上没有全面铺开。从初级卫生保健的理念、原则、内容、要素、组织形式等来看，它跟我们今天所探索与开展的城市社区卫生服务有很强的连续性。我们今天所探索的社区卫生服务从根本上来说还没有超越初级卫生保健，是农村初级卫生保健的延续和升级。

第二节　为什么研究玉林社区卫生服务

如何保障居民健康是一个全球性问题，迄今还没有哪一个国家或地区敢说它们已经克服了这一难题。这一问题的复杂性首先在于人类医学技术的进步永远赶不上人类对于健康与长寿的追求，其次是维持健康的费用总体上超出了人们的经济承受力，当然还涉及若干具体细节问题。鉴于此，世界各国都在持续不断地对其医疗卫生体系进行改革，这种改革可能取得了局部成功，但难言获得决定性胜利，我们不能因此而停止探索与改革。

医疗卫生系统是社会经济系统的子系统，它不能独立地存在，而必须与社会经济体系相适应。我国自20世纪70年代末开始的史无前例的经济改革，也必然要求改革与之相对应的医疗卫生体系。

就医疗卫生保障体系改革而言，我国在90年代初开展了大规模的医疗改革，比较著名和有影响力的是"两江试点"，它基本上奠定了我国城镇职工基本医疗保险制度的基础。

随着医疗改革的不断深入，社区卫生服务被确立为我国城市卫生服务的重要内容，中央出台了一系列政策和措施鼓励社区卫生服务的发展。1997年1月

5 日《中共中央、国务院关于卫生改革与发展的决定》明确要求改革城市卫生服务体系，积极发展社区卫生服务，逐步形成功能合理、方便群众的卫生服务网络。1997 年 7 月 16 日卫生部等十部委印发了《关于发展城市社区卫生服务的若干意见的通知》，提出了发展社区卫生服务的分阶段总体目标，强调了各级政府在发展社区卫生服务方面的作用，并提出了健全社区卫生服务体系框架。之后，国家还出台了系列政策制定出具体的操作与实施规范，促进了社区卫生服务在全国范围的广泛试验与探索。

玉林社区卫生服务中心就是在这样的背景下成立并开展社区卫生服务模式探索的，由于创办之初就注重借鉴国际社区卫生服务发展的先进理念，得到国家和地方政府的重视，因而其影响也是深远的，这是我们研究玉林社区卫生服务发展的基本理由和出发点。

曾有人将 20 世纪八九十年代的中国比作一个大的建筑工地，因为全国到处都在搞基建造楼房。我们可以把 90 年代中后期的中国医疗卫生体系看做一个大的试验场，全国到处都在探索社区卫生服务模式。

与其他社区医疗卫生服务组织的发展模式不同，玉林社区卫生服务中心作为一个独立的机构，在其成立早期没有获得政府的充分补贴，而是主要依靠自身在市场中的竞争优势来实现其公益性目标。经过近十年的探索，2010 年附近将近 60% 的患者在玉林社区卫生服务中心就诊，比较好地促进了患者从二三级医疗机构向社区卫生服务中心的下移，这是玉林社区卫生服务中心将其公益性目标和市场竞争能力成功结合的反映。

本研究选择玉林社区卫生服务发展的模式作为案例，主要考虑到这个模式更强调组织的自主竞争能力的独特性，它符合社区卫生服务发展的趋势，对我国其他地区开展社区卫生服务具有借鉴意义。本书对"玉林模式"的成功经验进行了系统的总结，对传播社区卫生服务发展的最新经验和模式，推动中国医疗卫生服务体系的改革与发展具有重要的示范意义和参考价值。

从理论视角来看，"玉林模式"的经验探索就社区卫生服务的发展提出了若干具有重要价值的理论命题。社区卫生服务的发展是否一定要依赖政府的财政补贴？市场竞争环境中的玉林模式是如何实现以公益性目标为导向发展的？政府在推动这种非营利性社区卫生服务机构中具有什么样的作用？怎样保证一个机构的本质是非营利性导向的？或者说政府在社区卫生服务发展中的行为边界在哪里？玉林模式在武侯区和成都市乃至全国是否具有复制和传播的价值？

第三节 玉林社区卫生服务模式的形成过程

玉林社区卫生服务发展的过程和成就得到从地方媒体到全国性媒体的普遍关注，媒体把玉林社区卫生服务中心发展的经验归纳为"玉林模式""武侯模式"等进行相关报道。根据其报道强度、篇幅和内容侧重，可大略分为三个时期。可以说，媒体报道的强度能够反映某一时期社会对某事件的关注程度，而这种社会关注是受时代大环境驱动的。在本案例中，对"玉林模式"的报道明显地体现了媒体的这一特征。在下文的分析中，时期划分会对应其时代的背景进行具体阐述。需要指出的是，玉林社区卫生服务中心在经历了10多年的发展之后，"玉林模式"也在不断地被总结、完善和创新，这一点在媒体报道中也能清晰地反映出来。

（一）崭露头角

根据玉林社区卫生服务中心提供的介绍，该中心成立于2000年1月，当年即建立了以计算机局域网为基础的管理和服务流程系统，实现了全程信息无纸化管理；2001年在全国的社区卫生服务机构中率先通过了ISO 9001国际质量体系认证。然而，无论是其网络化管理模式，还是成为我国首家通过ISO 9001认证的社区卫生服务中心，关于玉林的报道并不多。在2002年3月4日的《四川日报》上有刊登题为《ISO 9001首进社区卫生服务中心》的报道[1]，篇幅不足200字。其中对该中心的描述只有一句话："成都市武侯区玉林社区卫生服务中心从2000年成立以来，坚持以人为本的服务理念，开展'家庭医生'上门服务和心理健康咨询，为社区内广大居民提供了方便、安全、可靠、高效的社区卫生服务。"可见，当时对玉林社区服务中心的定位在于"'家庭医生'上门服务和心理健康咨询"。继此报道后，2003年3月2日的《华西都市报》以《蓉社区卫生服务获ISO认证》[2]为题，追踪报道了玉林社区卫生服务中心

---

[1] 黄先明：《ISO 9001首进社区卫生服务中心》，《四川日报》2002年3月4日第2版。
[2] 张焱：《蓉社区卫生服务获ISO认证》，《华西都市报》2003年3月2日第2版。

获得 ISO 9001 认证资格的消息，整条新闻篇幅仍在 200 字以内。

2004 年玉林社区卫生服务中心在《中国护理管理》杂志上介绍了其服务项目、管理体制和发展环境①。首先，玉林社区卫生服务中心提供"家庭医生"上门服务，以社区保健为着眼点，以慢性病疾病管理为切入口。同时，适宜社区的特需服务也在不断地开发中。其次，其管理体制的最大特点是"创造了与市场经济相适应的管理运行模式"，因为"率先在社区卫生服务中引入 ISO 9001 质量管理体系"。在提供服务时，开展以家庭医生为核心的团队合作，提供与居民有契约式关系的责任性服务，实行 24 小时服务制，并通过制定操作规范实现服务的标准化。最后，政府将社区卫生服务纳入目标任务，财政、卫生、劳动和保障、物价、计生部门和玉林街道办事处等多个部门之间积极协作，从而促进了社区卫生服务中心的发展。这是一篇比较系统地介绍玉林社区卫生服务中心的文章，但它是由社区卫生服务中心自己撰写的，并且发表于专业的杂志上，严格意义上不能算是媒体的观察和总结，不过这有助于我们了解"玉林模式"。除此之外，此段时期鲜有关于玉林社区卫生服务中心的报道。

（二）备受关注

从 2006 年开始的两年时间里，关于玉林社区卫生服务中心的报道大幅增加，内容的详实程度也大大提高。其引来社会关注的原因与 2006 年 3 月召开的"全国城市社区卫生工作会议"有关，成都市武侯区玉林社区卫生服务中心作为全国城市社区卫生先进案例，在大会上做了经验交流。加上当时医疗改革的话题受到社会广泛的关注和议论，玉林社区卫生服务中心自然备受关注。

玉林社区卫生服务中心在大会上的交流报告随后在许多媒体中得到转载，使更多的普通民众开始了解社区卫生服务中心，同时它也成为随后媒体报道的指向性文件。该报告总结了服务中心的服务项目、管理体制和发展环境三块内容。首先，其服务项目涵盖了社区防疫、社区慢病防治、社区妇幼和老年保健、社区健康教育和社区公共卫生监督，突出特点是提供价廉方便

---

① 成都市武侯区玉林社区卫生服务中心：《以人为本，服务第一，建设可持续发展的社区卫生服务中心》，《中国护理管理》2004 年第 5 期。

的基本医疗服务，相较于两年前增加了很多服务。其次，管理上加强服务人员的业务技术培训，重视规范化管理，实行人事分配改革以保持效率。最后，党委政府高度重视，省、市、区各级政府出台相应政策，使社区卫生工作拥有更多的资源。

随后的很多媒体报道都是从上述报告的要点引申出去的，根据报道的不同角度，大致可以分为三类，即民众角度、社区卫生服务中心角度和政府角度。这样分类之后，我们可以清晰地看到每类报道的写作方式和侧重点的差异，也使我们多角度地了解了"玉林模式"。

1. 民众角度

从民众体验社区卫生服务中心的感受和得到的实际利益入手，这是最为常见的报道方式。这样的报道恰好反映了中心提供的医疗卫生服务项目，其中多为创新之处，以及民众对服务的反馈。在《人民日报》刊登的《四川省成都市武侯区社区卫生服务见闻》① 中，记者着重描述了两个服务创新点：①药品"零加价"，一位患有糖尿病和高血压的老人药品月支出减少了30%；②服务"一键通"，空巢老人和残疾人可通过家中安装的信息化服务系统得到便捷服务。《成都日报》刊登的《透明的处方》② 一文，描述了民众对于"家庭医生"服务的感受——"有医生'跟踪'我感觉好幸福"，讲述了老年人、外来务工人员接受服务的例子。

2. 社区卫生服务中心角度

对于社区卫生服务中心的直接报道也有相当数量的文章，内容涉及组织运营架构、体制创新、管理机制等，比较完整地展示了"玉林模式"。《透明的处方》③ 一文中，提到了服务中心的运行机制和人员管理上的两个创新点：一是网络监控，通过计算机管理系统记录每一位患者的病史；二是在管理医生和工作人员中，切断处方和收入的联系，以医生为居民提供的公共卫生服务量和居民满意度作为考核指标。

《成都日报》由张瑞琴、黄胜、陈伟、王眉灵、贺莉莎、杨平等人采写的"武侯区社区卫生服务模式的实践与探索"系列共三篇文章，是最为完整地描

---

① 《四川省成都市武侯区社区卫生服务见闻》，《人民日报》2007年4月10日第1版。
② 陈晓霞：《透明的处方》，《成都日报》2006年5月31日。
③ 陈晓霞：《透明的处方》，《成都日报》2006年5月31日。

述"玉林模式"的报道。其中，有半数篇幅在描述政府的政策规划，此部分将在下文讲述。文章指出，武侯区社区卫生服务模式有个三要素①：一是规划先行，政策连续性确保改革渐进推进；二是体制创新，激发社区卫生服务人员活力；三是"收支两条线"，强化社区卫生服务的公益性。第一要素是规划以玉林社区为试验区，此后逐渐拓展到 13 个社区中，这是从整个武侯区的规划来说的。第二要素的体制主要指的是人事分配制度的改革，其主要特点是"政府雇员制"，定编定岗不定人，打破"铁饭碗"，引入竞争机制；在考核中，对事不对人，提升服务人员的责任意识；在分配中，以绩效评估为考评主体，实行岗位工资制，收入与绩效挂钩。第三要素是"收支两条线"改革，政府相关机构介入服务中心的管理，切断了医生与病人之间的利益关系。

3. 政府角度

从政府的角度看"玉林模式"，媒体报道便会站在比较高的角度，看到社会的大背景，看到政府、社区及社会其他机构提供的发展环境等。"武侯区社区卫生服务模式的实践与探索"系列文章中提到，武侯区社区卫生服务模式的核心是政府主导②，有成功的"三个结合"：政府主导与体系构建相结合、科学规划与体制创新相结合、资源统筹与服务优化相结合。可见，政府主导、科学规划、资源统筹皆为社区卫生服务模式成功不可或缺的重要环节。社区卫生服务的良性运作机制是靠社会各方的合力才得以建成的，而政府在其中便起到了协调推进的作用。具体地说，政府构建稳定的财政投入体制，保障服务中心的运营；构建整体水平稳步提高的促进机制，建立"社区卫生服务管理信息系统"，进行全科诊疗、慢性病管理和公共卫生服务；构建服务功能不断拓展的发展机制，加强社区慢性病综合防治，加强社区传染病管理体系建设，完善社区妇幼保健体系，创新社区健康教育方式；健全以社区卫生服务为基础的城市贫困人员和外来务工人员医疗救助体系，民政、社保、卫生、街道办事处等部门各管一段。可以说，在 2006～2007 年，媒体报道中的玉林社区卫生服务模式基本定型。

---

① 张瑞琴、贺莉莎、陈伟、王眉灵：《科学规划体制创新 强化社区卫生服务公益角色——武侯区社区卫生服务模式的实践与探索之二》，《成都日报》2007 年 6 月 18 日。

② 张瑞琴、黄胜、陈伟、王眉灵：《政府主导与体系构建相结合 社区卫生服务回归公益——武侯区社区卫生服务模式的实践与探索之一》，《成都日报》2007 年 6 月 17 日。

（三）回归常态

在接下来的几年中，玉林社区卫生服务模式依旧在各种媒体中出现，其话语已从前两年的模式总结转变为全国性的经验学习和国内国际的项目合作。

例如，在 2010 年 2 月，卫生部发文《四川省成都市武侯区玉林社区卫生服务中心　以学习实践活动推动医改各项政策的落实》[①]。文中总结了玉林社区卫生服务中心的五个特点，一是创新管理体制，优化人事分配制度；二是全面推行"收支两条线"管理模式；三是确保基本用药"零加价"销售，缓解"看病贵"问题；四是构建服务平台，优化服务方式；五是成立"医生工作室"，切实保护患者隐私。这与四年前玉林社区卫生服务中心在全国城市社区卫生工作会议上的总结又有所区别。

另外，国内国际的研究机构与玉林社区卫生服务中心建立了合作关系。比如，在 2010 年 7 月，四川大学华西医院与玉林社区开展区域卫生协作[②]，探索为老百姓提供价格更加合理、服务更加优良的卫生医疗服务。

与此同时，服务中心在运营过程中出现的问题也逐渐受到媒体关注。比如，《工人日报》[③] 报道，社区医院最缺全科医生，因为社区医院分科不会像综合医院那么细，非常需要全科医生。然而要培养一个全科医生需要 12 年时间。待遇低是导致社区全科医生吃紧的主要因素；另外，引进社区医生还需要当地人事局批准，不由社区卫生服务机构做主，这样又导致部分想来的医生未必能来。

（四）媒体报道中"玉林模式"的特点

首先，经过梳理之后，我们可以清晰地看到"玉林模式"在媒体报道中是如何被关注、体验、总结和发展的，这体现了玉林社区卫生服务中心自身也在不断地探索和发展。

其次，仅仅通过媒体报道来了解"玉林模式"是不够的。媒体人的任务是

[①] 中华人民共和国卫生部：《四川省成都市武侯区玉林社区卫生服务中心　以学习实践活动推动医改各项政策的落实》，2010 年 2 月 10 日。

[②] 《四川大学华西医院与社区开展区域卫生协作》，新华网，2010 年 7 月 16 日。

[③] 徐霞：《近观社区卫生服务中心》，《工人日报》2010 年 6 月 4 日。

报道新鲜事、创新点，但"玉林模式"究竟是如何运作的，在运作中遇到哪些问题，后来又是如何解决的，社区服务今后的发展如何，媒体无从得知。笔者看到玉林社区卫生服务中心主任高喜莲在 2007 年的健康管理论坛上，提出了社区卫生服务模式面临和需要解决的七大问题，即医院做什么，医院的优势是什么，医院的劣势是什么，CHS（社区卫生服务，Community Health Service）的优势是什么，CHS 的劣势是什么，CHS 做什么，如何实施医院和社区的差异化战略。这些问题能帮助我们深入思考"玉林模式"，这在媒体报道中是无法涉及的。

第四节 本书的结构体系

本书从历史发展的脉络来讲述玉林社区卫生服务中心的基本特征、经验，进而阐述我国未来社区卫生服务发展的基本路径。全书由八章组成，第一章为"导论"，介绍社区卫生服务发展的基本环境、玉林社区卫生服务的基本模式，以及全书的结构。第二章，从中加合作项目探索玉林社区卫生服务中心的初创，从其早期的失败探索社区卫生服务发展的真正理念，即以市场化为社区卫生服务发展的主要手段，以居民健康需求为导向，为社区居民提供有价值、可持续、优质方便的医疗卫生服务。第三章则着重介绍玉林发展的核心理念"政府主导、市场运作、服务为先"及其实施的主要策略，是后续各章（第四章至第八章）的核心，后续各章分别从不同角度描述玉林中心如何围绕着核心理念提供社区卫生服务。最后，对玉林社区卫生服务中心发展进一步归纳总结，探索如何推广其经验。

玉林社区卫生服务中心在短短十年间发展为全国社区卫生服务的明星，获得诸多荣誉称号，有许多创新举措，比如率先在国内社区卫生服务行业建立 ISO 9001 国际质量认证体系；打破传统事业单位的人事、分配、薪酬制度，建立基于市场化的运作机制；在社区卫生服务中注重信息化技术的应用，通过电子健康档案对社区居民健康进行全程管理。

本书对其创新性探索与实践进行理论归纳与概括，这在国内社区卫生服务发展中也不多见。社区卫生服务发展的经验符合我国当前进行的医疗卫生体制改革中强基层、建机制的政策方向，具有重要的理论与实践价值。

第二章　玉林社区卫生服务发展的契机

众所周知，自 1978 年起我国成功实行了对内经济改革与对外开放政策，在经济领域取得了举世瞩目的成就。在公共服务，尤其是医疗卫生服务领域改革却显得相对滞后。由于医疗卫生服务体系所赖以维系的经济基础与机制发生了重大变化，曾经引以为傲的体现着社会主义优越性的医疗卫生制度已经失去了往昔的辉煌，开始逐渐衰微。

以农村合作医疗为例，改革开放初期我国 90% 的行政村实行了合作医疗，但到 1985 年，这一数字锐减至 5%，甚至更低。到 20 世纪 90 年代初我国农村合作医疗体系几乎彻底瓦解，基层医疗机构面临生存困境。尽管缺乏相应的统计数据，城市基层医疗卫生机构的经营面临同样的困境。居民的基本医疗需求无法得到满足，引发了社会的普遍不满，这是 90 年代初医疗卫生体制改革的基本背景。

1996 年 12 月，中共中央、国务院在北京召开全国卫生工作会议，国内部分城市如成都等在初级卫生保健工作的基础上，开始探索社区卫生服务发展。1997 年 1 月中共中央、国务院颁布《关于卫生改革与发展的决定》，明确指出"改革城市卫生服务体系，积极发展社区卫生服务，逐步形成功能合理、方便群众的卫生服务网络"。同年底，在济南召开的全国社区卫生服务工作会议，全面拉开了社区卫生服务的序幕。1999 年卫生部确定了 12 个城市作为社区卫生服务的联系点，成都市是其中之一。这是玉林社区卫生服务中心成立时的基本政策环境，社区卫生服务迎来了前所未有的发展机遇。

玉林社区卫生服务中心成立的直接原因是与中加合作项目的试点选择分不开的。2000 年陈博文教授从加拿大回国，后来获得了加拿大国际发展研究中心（IDRC）的项目资助，以促进中国城市社区卫生服务的策略研究。成都市武侯区被确立为研究试点，在多方共同努力下，成立了玉林社区卫生服务中心。

玉林社区卫生服务中心的成立标志着成都市社区卫生服务试点的全面推进。尽管在初始阶段由于各种因素玉林社区卫生服务中心的发展出现了一些波折，但总体上是顺利推进的，其对社区卫生服务的探索具有开创性，为全国社区卫生服务发展提供了宝贵的经验。本章将对玉林社区卫生服务发展做一概括性介绍，后续各章将对玉林社区卫生服务的重要做法展开详细论述。

第一节　玉林社区卫生服务中心的初创

国家政策的积极倡导和推进使社区卫生服务成为我国城市医疗服务体系发展的一种新趋势，但在实践方面缺乏一些具体指导和案例循仿。而中加项目试点的开展实质上弥补了这一缺陷，即通过学习加拿大社区卫生服务发展的经验为我国社区卫生服务发展提供思路与借鉴。而作为国际合作项目试点，玉林社区卫生服务中心工作的开展更容易获得从中央到地方各级政府的大力支持，政府希望中加项目的开展能带来国外先进的服务模式和管理理念，以帮助解决社区卫生服务发展起步阶段所面临的理论和实践问题。

如何将国外尤其是加拿大社区卫生服务发展的经验应用于成都其实是存在一些分歧的。由于当时社区卫生服务处于初探阶段，地方官员和民众对社区卫生服务缺乏认知，对组织与开展社区卫生服务的态度是既希望有所改变，但又不希望变动太大。这是改革初期的一种普遍社会心理状态。中加项目主持人陈博文教授对社区卫生服务中心的发展期望较高，他希望按照现代企业制度的要求，实行社区卫生服务中心的所有权和经营权的分离，通过借用先进国家的社区卫生服务理念把社区卫生服务中心建成一个非营利的公共服务机构，以便能够真正实现像加拿大等西方发达国家的家庭责任医生服务模式，探索中国的社区卫生服务模式和范本。这一观念应该说是比较超前的，地方官员有一定的怀疑，但总体上还是接受了，并在实践中逐步加以实施。

关于社区卫生服务的基本概念以及玉林社区卫生服务中心成立的基本背景，我们采访了对玉林社区卫生服务中心成立做出过巨大贡献的中国社区卫生服务协会副会长陈博文教授，他表示：

我们国家原来基础医疗卫生机构主要指城市街道地段医院以及农村乡

镇卫生院。最大的问题在于中国的社区卫生服务应该是怎么样的。学界许多专家在探讨，政府相关部门也在实践中探索。许多大学教授的理念来源于英国专家的介绍和教科书。早先推行的是全科医学。为此，中华医学会成立了全科医学分会，后来转向了社区卫生服务。2000 年，我刚从加拿大回来，并从加拿大国际发展研究中心获得一笔研究基金，（它们）资助我做促进中国城市社区卫生服务发展的策略研究。当时我比较年轻，比较有斗志，就开始借助这个项目，在北京中关村和成都玉林选取了两个试点作为研究基地。北京中关村试点的主要内容是为院士配全科医生的签约活动，让居住在中关村的科学院院士和工程院院士人人都有自己的家庭医生。成都武侯区玉林社区试点的主要内容是进行社区卫生服务模式的探索，希望总结出中国城市社区卫生服务的模式和范本。现在回头看看，中关村医院这个活动最初影响比较大。但经过多年的发展，在可持续发展方面做得并不好。二级甲等医院要全身转成社区卫生服务中心有一定的难度。而成都武侯区的玉林社区卫生服务中心开展的试点项目在 2002 年就结束了，但是社区卫生服务中心发展却非常迅速，到现在玉林社区卫生服务中心已经成为一个非常出色、全国一流的社区卫生服务中心。

要仿照西方先进国家如英国、加拿大的社区卫生服务模式，首先需要打破原来国有医疗机构固有的、滞后的管理和运行模式，在管理上要求完全独立，在服务上更加符合社区卫生的要求。而要探索符合中国国情的社区卫生服务模式，也无法脱离当时基层医疗机构管理的现实。当时人们对社区卫生的概念还处在初步接触的过程，难以一下子完全接受国外模式与理念。这和中国传统行政格局下的医疗卫生事业发展存在一定的矛盾冲突。

1999 年 9 月，玉林社区卫生服务中心开始筹备。经过各级卫生部门和中加项目组的反复讨论，各方在社区卫生服务的管理模式、人事制度、运行模式上初步达成了共识：按照建立现代企业制度的基本原则组建玉林社区卫生服务中心管理委员会和项目领导小组，实行由行政架构体系与社会组织自然发展相结合的社区卫生服务运营模式，实现中心所有权和经营管理权分离。将玉林社区卫生服务中心定位为国有非营利的社区卫生服务机构，目标在于建立一个"功能完善、服务优良、群众欢迎、具备可持续性发展能力"的社区卫生服务中心。

对于如何发展社区卫生服务，陈博文教授做了如下表述。

目前（新医改背景下）国家对社区卫生服务的改革已经强调运行机制改革、体制机制建设、服务内涵建设，而在当时（玉林社区卫生服务中心初建时）无论是专家学者、政府官员还是老百姓，普遍的观点一是认为社区卫生服务水平不行，提供不出高质量的医疗卫生服务；二是认为机构管理体制上存在许多问题。卫生局之所以要进行社区卫生服务绩效考核，实质上是政府帮助社区做管理。因此，在策划玉林社区卫生服务发展时，我们实际上考虑到了这些问题。当时是这样考虑的，如果把一个个社区卫生服务机构比喻成细胞的话，那么做好一个社区卫生服务中心，我们就可能"克隆"出一个发育良好的"社区"。那么，如何构建一个完整的社区呢？首先要有一个完整的机构，包括两个方面。一是机构的内部组织框架，涉及有什么样的领导、什么样的人员、什么样的科室布局。二是机构的外部物理结构，有多大面积、诊室有什么样的设施、它们之间怎么合作、其联系是什么，也即运行机制。因此，在玉林社区卫生服务中心的建立过程中，既包括了外在形态和体制机制，也包括了服务模式和运行机制的建设。

玉林社区卫生服务中心管委会和领导工作小组是玉林社区卫生服务中心初创时期的核心领导机构（见图2-1）。其成员原则上按照各单位是否出资以及出资或贡献多少来分配（见表2-1），委员会对中心进行全面管理。领导小组对项目与服务的进展情况进行监督和协调（见图2-2）。为了尽早建成玉林社区卫生服务中心，管委会做了大量富有效率的准备工作，短短三个月，就在原妇幼保健院的基础上改建成一个全新的富有先进服务理念和勇于创新精神的社区卫生服务中心。

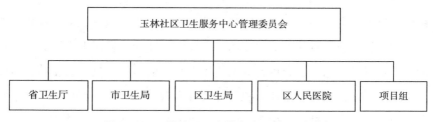

图2-1 玉林社区卫生服务中心管理委员会

表 2－1　玉林社区卫生服务中心启动资金与管委会人员组成情况

单　位	项目组	省卫生厅	市卫生局	区卫生局	区人民医院	玉林街道办
资　金	50 万元	5 万元	35 万元	35 万元	—	10 万元
人　数	2	1	2	2	1	1

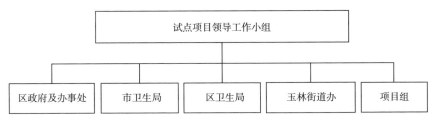

图 2－2　玉林社区卫生服务中心领导小组构成

　　玉林社区卫生服务中心选址及房屋装修在 1999 年 11 月 20 日到 12 月 30 日进行。在场所选定与房屋装修方面，玉林社区卫生服务中心就遇到了不少阻力。当时，国内很多城市大都是将基层医疗机构地段医院①“翻牌”为社区卫生服务中心，可以说是换汤不换药。与原先的地段医院相比，社区卫生服务中心的服务内容与功能没有实质性变化。当时成都市的医疗基层机构基本配置普遍是一个“门脸房”加一个配药室。许多市民将一级医院看做小诊所，对基层医疗机构普遍不信任。项目组负责人陈博文教授在当时就提出了质疑。

　　将社区卫生服务中心叫做医院、将社区卫生服务中心混同于以往的医疗机构的观念和做法是不对的，社区卫生服务机构和现行的三级医疗体系是并列的体系，分工不同，互有协作。

　　而按照国家关于社区卫生服务中心建设的要求，其必须具备一定的条件。为此，项目组和区卫生局反复协商，最终将武侯区原妇幼保健院改造成玉林社区卫生服务中心。

　　玉林社区卫生服务中心起初遇到的阻力非常大。房子是一个门脸房，作为诊室。旁边有一个相通的门脸房，作为配药室。很多人将社区卫生服

---

①　地段医院类似街道医院，是我国三级医院分类中的最底层，除承担一般诊疗服务外还开展一些预防保健服务。

务中心理解为一个诊所，要把病看好，当个好大夫。因此，我们当时提出要有一个机构。这个机构要有一定的面积，要有人员配置，要有财权、物权和新的管理模式。经过反复沟通，政府部门（市卫生局、区政府、区卫生局）和机构原来工作人员的观念也渐渐转变了。当时恰好武侯区人民医院与武侯区妇幼保健院要合并，他们希望将妇幼保健院保留，成为区人民医院的一个门诊部，而妇幼保健院院长等原区妇幼保健院的员工都不同意。妇幼保健院占地 600 多平方米，符合国家对于社区卫生服务中心的要求（400 平方米）。于是我们将这个机构盘了下来。（访谈中国社区卫生服务协会副会长、玉林社区卫生服务中心创始人陈博文教授）

此外，在社区卫生服务中心的装修方面发生了不少有趣的小波折和故事。例如，收费的柜台采取"窗口式"还是"柜台式"；诊室是按照传统科室来布置，还是只标明"××医生诊室"；社区卫生服务中心是否要安装空调；等等。对"小问题"的关注，都明显地体现了项目组负责人对于探索符合我国社区卫生服务中心理想模式严谨、认真的态度。为了将玉林社区卫生服务中心打造成"功能完善、服务优良、群众欢迎"的社区卫生服务中心，项目组力排众议，对玉林社区卫生服务中心的装修进行了细致的指导，才有了如今病人一进社区卫生服务中心就能够看到的开放式导医和收费柜台，可以进入自己熟悉、亲如一家的"××医生"诊室，享受"四季如春"的温馨服务。

陈博文教授在访谈中是这样谈及当时玉林社区卫生服务中心改造的。

当时我强烈要求将挂号和药房收费都变为柜台式，这也出现了很大的争议。反对方认为窗口式的隔离收费有利于安全。而如果是个开放式的柜台，虽然拉近了与病人的距离，但是钱丢了谁负责？为了说服反对方，我举了个例子。无论国内还是国外，上自星级酒店，下至街边小摊，许多地方都采用开放式柜台，也没有什么大问题。而如果一个以公共服务为核心的机构不能做到使患者一进门就有一种平等交流的印象，这个机构一定不能做到用心服务群众。

玉林社区卫生服务中心的诊室应该怎么设？当时我的想法是要打破过去的专科医学模式，将"医生当人看"。要实施社区卫生服务的家庭责任医生服务模式，首先必须确保医生和服务对象或公众建立某种关系。将科室布局为"××医生诊室"，百姓来社区卫生服务中心找医生看病而不是找科室，可以很容易让病人记住医生的名字。这样不仅可以体现和增强医生的责任感和荣誉感，还可以拉近医生和病人的距离。他们之间更容易建立起熟人关系，甚至是亲人关系。遗憾的是这个理念至今在许多医疗机构还未被接受，因为这和我国现行的医疗管理体制有所冲突。

项目组还力排众议给中心诊室全部安装了空调，做到社区卫生服务中心冬暖夏凉，这样的条件在当时成都的社区卫生服务中心当中并不多见。当时中心的管理者和财务人员对这一举措都很担忧，认为空调耗电太多。我认为安装空调主要基于两个方面的考虑：一是由于成都的冬天比较寒冷，病人就诊时有可能要撩开衣服检查等，如果不安装空调，冬天进行检查对于病人来说就比较痛苦，还有可能因此而感冒。而有了空调，病人检查时不会再觉得冷。此外，空调的安装也间接地改善了医务人员的形象。医生在冬天通常穿件大棉袄，外面再罩一个白大褂，显得很臃肿。这给病人造成了不好的印象，难以体现出医生这一职业的干练和优雅，就诊病人感觉特别不好。安装空调后，这些问题都得到了很好的解决。

这里虽然是一些很小的细节，却反映了玉林社区卫生服务中心"以人为本"的服务理念。

在房屋装修的同时，玉林社区卫生服务中心的各项制度建设和人员招聘也在如火如荼地进行。人力资源是组织机构最为宝贵的资源，为了使玉林社区卫生服务中心成为一个具有强烈竞争意识、创新精神、"具备可持续性发展能力"的社区卫生服务中心，玉林社区卫生服务中心成立之初就试图建立全新的人事、分配、管理等各项制度，实行全员聘用制、合同管理、同工同酬、绩效管理，建立人员能上能下、能出能进的机制。

（1）在人事招聘方面，打破了传统机构事业编制招聘的方式。中心员工全部面向社会公开招聘、竞争上岗。其中，公开招聘的中心主任和项目管理委员会签订为期三年的聘用合同。公开招聘的员工则和中心主任签订聘用合同，期限为一年，期满后与聘用者续签合同。通过公开招聘，首批员工于1999年11月招聘完成，其中4人来自武侯区中医院，6人来自原妇幼保健院，15人为社会招聘人员。这一措施彻底改变了玉林社区卫生服务中心的人员素质和知识结构。其中，医生的学历均在大专以上，而且 5 人有本科学历。其他人员学历也均在中专以上。为了强化工作人员的竞争意识，中心还废除了专业技术职务终身制，通过内部岗位竞争的方式来考核人员。对于个别工作责任心不强、不能胜任本职工作的人员则实行先告诫、后辞退。

表 2 - 2　玉林社区卫生服务中心首批工作人员情况

来　源	人　数
武侯区中医院	4
妇幼保健院	6
社会招聘	15
结　构	
家庭医生	6
儿保、妇科医生	2
护士	8
防保	4
检验	2
财务	2
学　历	
本科	5
大专	3
中专	16

我们在武侯区编办成立了一个"空编"的事业单位。按照国外很多非营利机构的经验和惯例，成立了一个管理委员会，由卫生局、街道办、项目组、卫生部相关人员以及原妇幼保健院的院长组成。中心主任和全体工作人员通过在四川主要报纸上刊登招聘广告进行全省招聘。机构人员由两类构成，包括原来妇幼保健院愿意留下来的工作人员和各地招聘来的医务人员。对于原有留下人员采取的办法是允许留下来半年，如果不满意可以回原妇幼保健院。社区卫生服务中心这边的人员都没有编制。中心主任同样采取招聘的形式来录用，当时有三名人员入围。在招聘委员会投票过程中我们看上的人选因为得票数不足而没有被选中。最终通过投票选定的社区卫生服务中心主任是原来妇幼保健院的副院长。为什么会这样呢？卫生

局担心从外面招聘人员来领导其管辖下的一个事业单位，有点不太靠谱。半年以后，由于中心主任不能胜任，被免职了。于是卫生局下派了防保科科长田军来兼任中心主任，后来的两任主任全是社会上公开招聘的，初步实现了"定岗、定编、不定人"。（访谈中国社区卫生服务协会副会长、玉林社区卫生服务中心创始人陈博文教授）

从陈博文教授的访谈中明显地感受到，玉林社区卫生服务中心人员的招聘与录用方面并没有完全达到预期的效果。首先，人员招聘的目标是希望在全省范围内招募，但实际上，由于玉林社区卫生服务中心是在妇幼保健院的旧址上建立的，必然涉及对妇幼保健院原有工作人员的安置。因此，全省范围内招聘工作人员打了一定的折扣，原来妇幼保健院的职工似乎有更多的选择权。其次，中心主任的任用方面更多地体现了武侯区卫生局领导的主观想法，其结果是中心主任半年后因不能胜任工作而不得不由卫生局防保科长来接替。总之，从形式上看，其注重市场化、民主化，但本质上没有摆脱行政化干预的羁绊，因而初步结果是不太成功的。

（2）规定新聘员工必须经过上岗前培训和试用期考核后才能与中心签订合同。为了提升招聘人员的素质，1999 年 11 月 11 日起玉林社区卫生服务中心对所有员工进行了为期两个月 117 个学时的全脱产岗前培训，主要聘请了北京协和医科大学和华西医科大学的专家、教授，采用协和医科大学和华西医科大学编写的专门教材，开展家庭医生和社区护士的专业培训，就社区卫生服务发展的背景、使命、工作内容进行了详细的讲解。通过社区卫生服务培训班，玉林社区卫生服务中心所有员工一方面从观念上改变了对传统医学模式的认识，理解了新的医疗服务模式和社区卫生服务改革的重大意义；另一方面学习了内、外、妇、儿等全方位的医疗保健知识，取得了较好的效果。所有经过初试和面试的招聘人员经过三次考试后才正式上岗。

表 2-3 玉林社区卫生服务中心部分培训专题讲座

时 间	内 容
1999 年 12 月 23 日	玉林社区卫生服务中心项目背景、项目设计、项目要求
1999 年 12 月 24 日	玉林社区卫生服务中心管理制度、家庭医生小组工作模式

时 间	内 容
1999 年 12 月 27 日	社区慢病综合防治原则及其基本方法
1999 年 12 月 28 日	健康促进和健康教育
1999 年 12 月 29 日	《中华人民共和国传染病防治法》及报告制度，结核病的防治及管理，计划免疫及程序
1999 年 12 月 30 日	《中华人民共和国母婴保健法》，妇幼家庭访视原则和方法，妇幼保健原则和方法

在人员培训、考试与房屋装修都完成之后（2000 年 1 月 15 日），玉林社区卫生服务中心于 2000 年 1 月 26 日正式营业，开始探索与社会主义市场经济相适应的社区卫生服务经营模式。

第二节　玉林社区卫生服务中心发展策略

玉林社区卫生服务中心的成立标志着其具备了提供基本社区卫生服务的资质与能力，但仅有这些还不够。一个新生的机构如何让民众知晓，如何获得民众的信任，如何让社区居民接受其所提供的服务，这些都是摆在玉林社区卫生服务中心决策者和管理者面前的决定社区卫生服务中心生死存亡的大事。

为了使玉林社区卫生服务中心尽快正规化且可持续地发展，管理委员会确立了"宏观靠政策，微观靠市场"的发展理念，并将这一理念进行广泛而深入的宣传教育，使之成为每一个职工的自觉行动与意识。

为了找准中心的"潜在客户"和服务特色，玉林社区卫生服务中心做了以下四个方面的努力。

首先，玉林社区卫生服务中心开展了社区服务需求调查和机制分析，通过基线调查对辖区内居民的健康状况进行了摸排。

玉林社区位于成都市正南面一二环之间，面积为 1.7 平方公里。基线调查显示，常住居民 10929 户 31000 多人，登记暂住人口 14000 多人，流动人口在 10000 人以上。65 岁以上人口占社区总人口的 18%，为典型的人口老龄化社区。65 岁以上人口享受各类医疗保险（障）的比例为 57.3%。在健康需求方面，玉林社区居民慢性病患病率排列前五位的分别为高血压、慢性阻塞性肺病、关节炎、冠心病、糖尿病；排列前五位的常见病为：普通感冒（80%）、慢性阻塞性肺病（7%）、牙病（6%）、消化道疾病（4%）、皮肤类疾病（3%）。

根据居民的基本健康需求特征，玉林社区卫生服务中心将服务内容聚焦在居民的常见病、多发病的诊治以及主要慢性病的综合防治等11项内容上，定位于为社区居民提供经济、方便、快捷、高效的集预防、医疗、保健、健康促进、康复、计划生育技术指导为一体化的全科化、家庭化服务。

由于玉林社区卫生服务中心处于四川省医疗资源最为集中的武侯区，区内存在大量药店、私人诊所、单位诊所、社区中心，并且有区人民医院以及以华西医科大学医院为代表的市级以上医院，形成了星罗棋布的多元化办医的格局。丰富的医疗卫生资源的确为区内居民就医提供了极大便利，但同时也为百姓就医带来了选择难的问题，为盲目就医埋下了隐患。

为了引导居民形成"小病在社区、大病进医院"的科学合理就医习惯，玉林社区卫生服务中心对区内居民就医方式的流向问题也做了细致的调查和分析。

一是从不同年龄段居民的就医趋势来看，到市级医院与私人诊所就诊人群的数量都超过了去社区医疗卫生机构的人数，分别排在第一和第二位。这种就医流向的两极分化在客观上说明当时社区医疗机构尚未得到居民的充分认可，服务能力相对薄弱，服务方式也亟待提高与改善。

排除区内以华西医科大学医院为代表的高水平市级医院就诊的影响，作为基层的居民健康守门人，公立社区中心医院只接受了15%左右的患者，其中65岁以上老年人在社区就诊率也只有16.1%。

表 2 - 4　玉林社区不同年龄人群的就诊趋势

单位：%

年龄段	药店	私人诊所	单位诊所	社区中心	区级医院	市级以上医院	其他
15~24 岁	3.2	25.8	1.6	17.7	3.2	46.8	1.6
25~45 岁	4.4	15.3	2.2	12.5	3.4	58.1	4.1
46~64 岁	3.0	23.9	4.5	10.3	3.0	50.0	5.2
65 岁及以上	5.4	22.6	4.2	16.1	7.3	41.8	2.7

二是从不同收入人群的就医流向来看，市级以上医院与私人诊所依然位于

所有收入段人群的前两位。值得注意的是，收入较低的居民也有大批涌向了市级以上的医院。例如，有高达 35% 的月收入低于 200 元的居民到市级医院看病，200~500 元收入段中 44.5% 的人选择到市级医院看病。500~1000 元收入段中更是有高达 64% 的人到市级医院看病。私人诊所也吸引了大量低收入者去看病，月收入 200 元以下的人群达到 35.7%。根据基线调研的结果，玉林社区卫生服务中心进一步明确了未来发展的目标及工作的重点，一是引导居民合理就医，二是通过竞争在医疗市场获得稳定份额。在具体操作方面，玉林社区卫生服务中心确定了将私人诊所作为竞争对手的目标，期望通过新型医疗卫生服务模式的引入提供符合成本效益的优质卫生服务，进而转变社区居民就医的方式和习惯。

表 2-5　玉林社区不同收入人群的就诊趋势

单位：%

收入段	药店	私人诊所	单位诊所	社区中心	区级医院	市级以上医院	其他
0~200 元	3.5	35.7	4.2	13.3	2.1	35.0	6.3
200~500 元	5.4	22.9	2.7	14.6	5.6	44.5	4.4
500~1000 元	1.5	12.3	5.7	9.6	4.6	64.0	2.3
1000 元以上	3.5	19.8	2.3	11.6	1.2	57.0	4.7

这一策略基本上反映了陈博文教授的社区卫生服务发展理念，即主张通过竞争的市场机制使玉林社区卫生服务中心获得居民的认可，并在竞争中脱颖而出，战胜私人诊所。在采访时，陈教授做了如下表述。

我们的想法是把所有社区居民的健康管理起来，将工作目标定位于通过竞争在几年内让辖区内 60 多家私人诊所关门。我们认为医疗服务本质上也是一种服务竞争，只有充分利用自己的优势去和私人诊所竞争才能有存在的价值。

其次，在服务模式方面探索以家庭责任医生为主的一对一服务模式。

具体而言，玉林社区卫生服务中心在中加项目组的指导下对中国城市社区卫生机构改革和医疗卫生服务模式的可行性进行了探索性研究，结论认为玉林社区卫生服务中心开展城市家庭医生服务是可行的。

当时全国普遍存在医疗费用上涨过快、卫生资源配置不合理、居民就医不方便、居民健康知识匮乏和自我保健水平不高等问题，加之当时的医疗保健体系难以适应新时期的健康需求，要巩固和扩大反贫困成果（因病致贫或因病返贫是贫困的重要原因），提高居民健康水准，并积极应对伴随着工业化、城市化、全球化所产生的传染病、慢性病等健康问题，需要建立新型的医疗保健服务体系。以全科家庭责任医生服务为突破口的社区卫生服务新模式是让居民转变对以往社区医疗卫生服务机构不信任的状况并重新接受社区卫生服务的重要契机。因此，必须建立以居民健康为中心的医疗保健服务模式，向社区居民提供以家庭医生为主体的，具有个性化、综合性、连续性、协调性和可及性的全生命过程的医疗保健服务。

玉林社区卫生服务中心打破传统的医院科室设置，开始建立坐诊、巡诊相结合的主动服务模式，与辖区内重点人群签订健康服务合同，建立以家庭医生为核心的"一对一"社区卫生服务模式。

表2-6　玉林社区卫生服务中心家庭医生的服务特点及理念

服务特点	服务理念
个性化服务	1. 重视人胜过重视病，将患者作为具有个性情感的个人来看待，而不仅仅是病人 2. 关注的不仅仅是病人的疾病，还以"整体人"的角度，从生理、心理和社会因素等全方位关心病人 3. 提供个性化医疗服务，建立与居民的"伙伴"关系。无疾病时，理解病人疾患，进行整体性照顾；疾病未分化时，识别问题，进行预防性干预；疾病确诊时，个体化病人管理，争取最佳平衡状态
综合性服务	1. 服务对象定位为社区所有居民，不分性别、年龄，不分社会地位，不分疾病类型 2. 集医疗、预防、保健、康复、健康促进、计划生育技术指导服务为一体 3. 提供生物—心理—社会医学综合服务，对居民所有健康问题负责 4. 服务范围为个人—家庭—社区，不论民族、社会文化背景、经济地位等
连续性服务	1. 将整个生命周期纳入家庭医生的管理范围，力争做到家庭医生对服务对象的健康情况了如指掌，并与他们建立深厚的感情，提供及时有效的服务 2. 体现健康责任的连续性，提供相应的预防、医疗保健服务。全程关注服务对象的健康状况 3. 通过以下方式来实现目标:签订合同，建立固定的医患关系；通过预约，保证下次见面，及时观察健康状况的变化；长期随访；急诊或夜间值班电话；建立健康档案

续表

服务特点	服务理念
协调性服务	作为医疗保健网络的中枢，掌握各级医疗机构和专家的信息，家庭及社区的服务系统信息，为病人提供多方面援助，协调病人进行转诊和会诊
可及性服务	提供接近、方便、亲切、有效、便宜的医疗卫生服务

再次，为了科学、合理、公平有效地激励员工提供更好的服务，玉林社区卫生服务中心在分配与绩效激励制度上进行了大胆探索与创新。

实行效益工资制，工资包括基本工资、效益提成以及社会保障三个部分。其中基本工资为中心工作人员的基本收入，包括级差工资和工龄工资两块。效益提成为工作人员的差别收入，包括服务质量工资和效率工资两块，主要根据人员服务数量、服务质量、居民满意度三个方面进行工作绩效的考核，个人工作绩效与收入紧密挂钩。其中，工作人员所提供的公共服务的数量和质量在绩效评价考核中占非常重要的位置。医务人员的服务质量越高、服务态度越好，管理的居民越多，效益提成也就越多。社会保障则包括中心按照国家有关规定为每一位工作人员缴纳的医疗、养老、住房以及失业保险费用。这种分配制度体现了多劳多得、奖勤罚懒的原则，从而拉开了分配档次，彻底打破了原来的"大锅饭"，充分激发了员工的工作积极性和主动性，提高了工作效率；同时引导工作人员形成主动服务的意识，并促进注重健康教育等公共卫生服务观念的转变。

最后，为了获得社区居民的认可，玉林社区卫生服务中心十分注重机构的形象设计和服务宣传工作。

在机构形象上，玉林社区卫生服务中心努力保持一年四季鲜花盛开的良好环境。一走进玉林社区卫生服务中心，映入眼帘的就是盆景点缀的开放式导医台、干净整洁的候诊厅，资料宣传栏丰富多彩的健康宣传知识让居民无形中接受了"健康"教育。服务诊室和公共区域都安装了空调，上下楼层都设有自助饮水机、电视机、休息处和健康资料架、报纸杂志架等服务设施。

中心还要求工作人员着装整洁统一，服务用语规范热情，服务态度和蔼可亲，认真服务，一丝不苟，让前来看病的社区居民忘记这里是一个医院，而更像是社区居民"靠得近，进得来，信赖高"的健康服务中心。

在各级政府和中心管委会的领导下，玉林社区卫生服务中心十分重视群众动员与宣传工作。中心领导在开业祝词中就提出了"任何一项工作没有广大群众的参与都是难以取得成功的，做一个称职的家庭医生，不光要会看病，还要会做群众工作，做群众信赖的知心朋友。"中心开业时通过新闻通稿的方式告知社区群众，为社区居民义诊三天。经过这一系列的改革和活动，玉林社区卫生服务中心以崭新的形象出现在玉林社区居民的视野中，开始为他们的健康提供全方位的服务。

第三节　玉林社区卫生服务中心的初步成就

在玉林社区卫生服务中心成立之初，管理模式、服务模式和发展道路尚处于摸索阶段。而作为一个"独立核算、自主经营、自负盈亏"的市场主体，玉林社区卫生服务中心的资金来源需要靠市场化服务来筹得，这是非常现实的问题。当时，玉林社区卫生服务中心已经明确了建立初期即第一工作年度（2000～2001年）的目标：全面开展和实现社区卫生服务的工作内容、逐步建立健全中心内部管理制度和服务规范、探索建立双向转诊和医保基金的预付制。

常言道，万事开头难，更何况社区卫生服务作为一种全新的服务理念与模式在社区居民中尚未得到普及，人们对其缺乏认知和了解，也很难谈得上信任。因此，玉林社区卫生服务中心的首要任务是扩大知名度。

这一点在开业之初因很多人对社区卫生服务中心缺乏了解而闹出了不少笑话。有些周边居民根本不知道这里有个医疗卫生服务机构，那时候大家也不了解什么是社区卫生服务，对社区卫生服务根本没有概念。玉林社区卫生服务中心挂了个社区卫生服务机构的牌子，居民还打电话过来询问能不能帮助介绍保姆。诚实地说，刚开始居民对中心医务人员抱有不信任的态度。经过半年的运行，中心工作人员热情周到的服务和精心的宣传使得居民慢慢改变了固有的看法与偏见，逐渐信任并接受中心所提供的服务，中心开始逐步运作起来，服务量稳步提升。

玉林社区卫生服务中心通过新型家庭医生服务模式和规范化的服务，使得社区居民与中心医生开始建立起良好的关系，由过去单纯的"医患关系"变成了朋友关系。医生不再依赖"以药养医"的行为模式，争取用最少的钱解决居民的健康问题（在中心看一次病平均费用30元左右）。中心运行出现了良好的发展态势，取得了社会效益和经济效益的同步增长。

从业务量的情况来看，开业之初的 2 月份门诊人次在 500 人次左右，半年后月门诊量已稳定增长到 2500 人次左右，在辖区各类医疗机构密布、竞争十分激烈的情况下，取得了业务收入月平均递增 24.6% 的好成绩。通过有序的竞争，辖区内 4 家私人诊所关门歇业，有些私人诊所大幅削减了工作人员，有的单位则取消了自办的诊所和药房。同时，玉林社区卫生服务中心职工收入有明显的增加，处于当时同级医疗机构的中上水平。

任何事情的发展都不可能是一帆风顺的，作为新生事物的玉林社区卫生服务中心尽管在筹备阶段已经做了周密的调研和安排，但在实际运行中仍然遇到了不少难题和障碍，其中有些甚至是致命性的，比如单位属性问题。玉林社区卫生服务中心是一个自负盈亏的市场主体，但不具有独立法人资格，因此其所涉及的问题远远超出了自身的能力范围，是深层次的体制机制问题。这些难题与障碍主要表现为如下四个方面：一是工作人员的保险难以按照事业单位的政策来办理而只能作为私营机构参保，与中心实际所承担的工作属性相违背，在一定程度上影响了工作人员的积极性；二是与区人民医院的关系未能明确，在某种程度上不利于建立两个单位的良好合作关系和双向转诊等试点的探索；三是机构编码和银行管理也存在一定的问题；四是尚有部分资金不能及时到位影响了中心新工作的开展。

为了解决管理体制的问题，管委会于 2000 年 9 月 25 日召开了第二次重要会议，玉林社区卫生服务中心主任（第二任）田军在会议上汇报了中心半年来的工作情况并总结了中心面临的问题和困难。玉林社区卫生服务中心向管委会和区卫生局提出了三个建议方案：①维持目前现状；②基本维持现状，保险、技监局注册等问题由人民医院办理；③作为独立事业法人机构管理。田军在建议方案中进一步分析了三个建议方案的优缺点和可能结果供管委会和卫生局决策时参考。

时任武侯区卫生局副局长杨小明，市局、省局的一些领导，卫生部项目组陈博文教授，玉林街道办主任陈昌国等都发表了意见，重点讨论了中心所遇到的问题和困难。会议决定增补玉林街道办为管委会成员单位，并由中心根据项目工作实际情况草拟管委会工作章程交管委会讨论后颁布实施，要求前期协议未到位资金在章程确立之前到位。关于中心的性质问题，由于涉及医药卫生体制改革的深层问题，会议上未能达成统一意见。管委会决定本着缜密设计、勇于创新、大胆探索的原则，积极与相关单位沟通交流，共同解决以上问题。同时，中心按照中加项目设计的要求，重点探索和实践"六位一体"的家庭责任医生服务，实现以合同式服务为主的家庭医生服务模式，争取使玉林社区每一个家庭都有自己的家庭医生。会议上统一思想之后，玉林社区卫生服务中心积极贯彻和实践了会议精神。

2000 年底，社区的居民签约户数已经达到 284 户 666 人，共出诊 314 人次，总门诊量达到 15841 次。公共卫生服务方面，儿保和妇保人数分别为 8786 人次和 4165 人次；开展了 27 次健康讲座和活动，共发放各种宣传资料 31 种 1354 份。从总体上看，中心的社区卫生服务工作开展有力，成效明显，各方面指标增长迅速，经济效益也得到了同步增长，基本实现了中心工作的良性运转，在管理体制、运行机制、人事、分配和服务模式方面的改革措施都取得了明显的效果，社区动员方面也实现了社区机构的有效参与。玉林社区卫生服务中心实现了自我维持发展，逐渐成为玉林社区的一个重要的社会服务机构。

2001 年是玉林社区卫生服务中心建立、运行的第二年，在卫生改革深化与发展的大背景下，玉林社区卫生服务中心坚持经济效益和社会效益并重的发展思路，深化改革，进一步完善服务内涵及管理体系，开拓发展思路，将目标确定为：①实现收支平衡，略有结余，各项经济指标在上一年度基础上有10% ~15%的增长；②初步建立双向转诊和医保基金预付制；③使得中心各项工作顺利运行并及时总结经验，建设具有武侯特色的社区卫生服务中心，充分发挥全国社区卫生服务样板的积极示范作用。为此，中心在区卫生局的领导下，大胆探索，率先在社区卫生服务中引入并建立新型的与国际接轨的管理运行体制——ISO 9001 国际质量认证体系，并于 2001 年 7 月通过 CQC 总部的审查，成为我国首家获得 ISO 9001 国际质量体系认证的社区卫生服务中心。通过 ISO 9001 质量认证体系的建立，中心的管理实现了规范化、程序化，减少了管理的主观性，建立了持续改进的机制，使管理水平和服务质量上了一个台阶，为社区卫生服务的规范管理起到了示范作用，为中心社区卫生服务的发展打下了基础。

玉林社区卫生服务中心坚持社区参与、社区共建，拓展社区卫生服务发展思路，探索社区卫生服务新领域，并积极参加各类科研活动。例如参与华西医科大学的高血压患者管理与干预项目，卫生部项目组的高血压患者的规范管理项目等。经过近一年的努力，玉林社区卫生服务中心已经顺利走上了快速发展的轨道，给社区居民、各级政府以及项目组交了一份满意的答卷。

截至 2001 年 11 月，玉林社区卫生服务中心的门诊量已经达到 24805 人次，比上年同期增长 115%。门诊收入 921734 元，较上年同期增加 30 万元，增长 48.25%。中心在运行中努力降低药品收入比例，提高服务收入占比，上年药品收入占业务收入的 48%，当年药品收入占业务收入的 44%。居民满意度方面，门诊服务综合满意率 98%，家庭医生服务满意率 99.4%，上门服务满意率 100%。开展健康教育讲座及设点宣传 42 次，张贴健康教育专栏 13 期，发放宣传资料 2 万份。筛查高血压 5600 余人次，管理高血压慢病患者 385 人，高血压随访 2365 人次；家庭医生签约量达 562 户 2342 人；60 岁以上老人管理 365 人，80 岁以上老人管理 78 人，残疾、特困家庭管理 72 人；出诊 489 人次，家庭病床 89 张；儿童保健和计划免疫 8022 人次，妇女保健和计划生育服务 4884 人次。中心圆满完成了项目组初期阶段的各项任务，先后获得了由区卫生局颁发的 2001 年年终目标考核特别奖（2002 年 2 月），由玉林街道办事处颁发的 2001 年度社会治安综合治理先进单位（2002 年 3 月），由中华医学会颁发的优秀社区卫生服务中心，以及武侯区慢病办颁发的 2001 年健康促进示范奖。

在十年的发展与探索中，玉林社区卫生服务中心始终坚持"发展才是硬道理"，不断完善内部管理、引进人才、开拓市场，以社会效益和经济效益同步增长为基本目标，以"群众满意、政府满意、员工满意"为根本目标，每年都有进步和改进，取得了一系列成就，逐步成为一个管理规范、服务优良、充满生机与活力的社区卫生服务中心，受到了社会各界的好评和社区居民、广大群众的欢迎，充分展示了社区卫生服务的良好形象和蓬勃生机。玉林社区卫生服务中心的发展可归纳为几个方面。

1. 组织机构得到全面发展

组织机构及其人员是玉林社区卫生服务中心为居民服务的基本载体。从机构发展的角度来看，玉林社区卫生服务中心从 2000 年成立初期的一个 635 平方米，只有 20 多名员工的新型社区卫生服务机构发展为具有较强服务能力的"明星"社区卫生服务中心。

从组织规模来看，玉林社区卫生服务中心的业务用房面积达到国家社区卫生服务中心规范化标准。为满足居民的服务需求，2010 年 1 月，在中心成立 10 周年之际，位于成都市电信南街的新中心落成并投入运营。新中心建筑面积 1675 平方米，共有三层楼。一楼设有全科诊室、输液观察室、治疗室、药房、化验室；二楼为妇幼保健区，设有妇女保健室、B 超室、心电图室、妇科手术室、儿童保健室、计划免疫登记室、接种室及智能筛查室、口腔室、眼保健室等；三楼主要为中医馆及办公区域。目前整个中心面积已达到 2750 平方米，具备较好的硬件设施。

从人力资源的角度来看，玉林社区卫生服务中心人力资源不断增加，结构逐步优化，与中心发展目标更加契合。2001 年中心有 26 名工作人员，2010 年工作人员总数已经增加到 62 名，增长了近 1.4 倍。其中全科医生由最初的 10 人增加到 21 人，增加了 1 倍多。专业的公共卫生医师从无到有，到 2010 年已经有 5 名，体现了中心在社区卫生服务综合改革的新形势下对于公共卫生服务的重视。中医师由最初的 2 名增加到 4 名，为了更好地探索社区中医服务，未来还将进一步增加。全科护士也由 11 名增加到 2010 年的 22 名，增加了 1 倍。

总体来看，玉林社区卫生服务中心的不断成长壮大和我国在新的医药卫生体制改革中不断加大对社区卫生服务的重视有着密切的关系。尤其是 2007 年以后，中心的人员增长比较迅猛，由 2006 年的 32 人增长到 2010 年的 62 人，增长了近一倍。中心在深化"全员聘用、合同管理、同工同酬、绩效管理、能上能下、能出能进"的人事制度与激励机制改革中不仅使得自身队伍得到了较大发展，提高了中心工作人员的整体素质，还为武侯区其他社区卫生服务中心输送了不少管理人才。例如，2002 年中心有 2 名人员到其他社区卫生服务中心管理岗位任职，支援社区卫生服务的发展。玉林社区卫生服务中心在最初发展的 10 年里有 14 名员工因责任心不强或不能胜任工作而被辞退。这种优胜劣汰的用人机制和组织文化确保了中心医务人员的竞争力，为更好地服务社区居民奠定了坚实的基础。

表 2 – 7　2000～2010 年玉林社区卫生服务中心规模与人力资源状况

项　目	2001 年	2002 年	2003 年	2004 年	2005 年	2006 年	2007 年	2008 年	2009 年	2010 年
业务用房面积（平方米）	635	800	800	800	800	800	800	800	800	2750
工作人员总数（人）	26	27	29	29	29	32	39	46	48	62
在编人数	8	7	6	6	6	6	5	5	5	10
全科医生数	10	9	9	9	9	10	12	14	19	21
公卫医生数	0	0	0	0	0	0	2	2	3	5
中医人数	2	1	1	1	1	1	2	3	3	4
临床医生数	8	8	8	8	8	9	10	11	16	17
全科护士数	10	11	12	11	12	11	14	18	16	22
医技人员	1	1	1	1	1	1	2	2	3	2
药剂人员	0	2	2	2	2	2	3	4	4	8
检验人员	2	2	2	2	2	3	3	3	3	4
行政人员	2	2	2	2	2	3	3	3	2	2
高级职称人数	3	3	3	3	3	3	2	2	2	4

2. 服务能力和水平不断提升

　　社区卫生服务作为一项全新的医疗卫生服务模式，在中心成立之前大家基本上还没有概念，也没有现成的经验可供借鉴。在中加项目组专家的指导下，中心对转岗和新聘人员实施规范化岗前培训，让大家对家庭医生服务有了初步认识，使中心的整体水平和能力能够适应社区卫生服务工作的要求。中心还明确了医务人员就是需要用主动的服务改变居民的观念，获得居民的理解和信任。

　　在成立之初，玉林社区卫生服务中心为了扩大在社区的影响力及知名度，主动与社区居民建立良好的伙伴关系，进行了大量的服务宣传和服务模式的创新，如开展义诊、提供合同式家庭化会员制服务等，通过良好的形象和优质的服务吸引社区居民和家庭来利用社区卫生服务。

　　从基本医疗来看，中心的门诊服务量每年都有较大幅度的增长。从 2001

年的 24805 人次增长到了 2010 年的 192122 人次，增长了 6.7 倍。新增签约户数每年都保持大幅上升的态势。其中，2003 年、2006 年和 2010 年，由于签约服务纳入员工绩效考核，更是提升了医务人员的工作积极性，他们通过更具针对性、个性化的签约服务使得愿意签约的户数明显增加，分别增长了 950 户、993 户和 1053 户。

电子建档方面，为了更好地为居民提供连续性的服务，从 2004 年起，玉林社区卫生服务中心加大了为辖区内居民建立健康档案的力度。需要强调的是，中心立足于居民的需求，健康档案都是在居民看病时建立的，并且不刻意强求 100% 的建档率。如果居民没有需求，为什么要建档呢？没有需求而仅是追求完成指标上的数据是没有意义的。自 2007 年起，武侯区开始实行"药品零加成"政策，所有辖区的居民都可以享受此项政策优惠，因此需要建立居民的健康档案。玉林辖区内居民电子建档数也有了迅猛的增长，到 2010 年已经累计建档 59200 人，建档率达 84.6%，规范化建档率 60%。

从公共卫生服务来看，从 2003 年起，中心全面开展卫生部"社区卫生服务适宜技术服务"试点，0~36 个月儿童、孕产妇、更年期妇女、中老年居民、高血压患者、糖尿病患者、精神分裂症患者、结核病患者等重点人群管理更加规范。中心通过适宜技术的应用，建立了包括社区卫生诊断、家庭健康档案、社区健康教育在内的社区人群健康综合管理技术体系。

由于我国人口老龄化时代的到来，玉林社区卫生服务中心根据社区老龄人口多、慢性病为社区主要健康问题的特点确立了主动上门为慢性病患者提供健康咨询、管理与服务的工作思路。2003 年中心成为"中英城市社区卫生服务与贫困救助项目"（UHPP）单位，2006 年底加入"维持健康体重和血压关键技术项目"。借助科研项目的实施，中心规范了高血压、糖尿病患者的病例管理。高血压患者管理人数从 2001 年的 385 人增长到了 2010 年的 3103 人，增长了 7 倍多。糖尿病管理人数从 2002 年的 59 人增长到 2010 年的 1234 人，增长了近 20 倍。目前签约的高血压和糖尿病患者全部得到规范化建档并实现定期随访管理。

中加项目负责人、玉林社区卫生服务中心奠基人陈博文教授对于如何管理慢性病做了如下总结。

玉林社区卫生服务中心社会效益与经济效益共同增长目标的实现策略

必须通过对患者的主动管理来完成。现在卫生局一般都会把管理多少慢性病作为一种工作目标，这样下面的医务人员会很有压力。而慢病管理是社区卫生服务工作的核心，当然也是一项需要耗费医务人员大量精力的工作。一般而言，需要投入大量的资源去经营。当时我向医务人员宣传这样一个理念，管理的病人越多，医生的收入也越多。如果能够用心地去管理好慢性病患者，那么这个患者一年的用药、检查等都是社区业务收入的来源，而且还可能进一步扩大服务人群，管理不再是针对单独的病人，而是病人的整个家庭成员甚至是周边的人群。顾客会成为你的义务宣传者。因此，2002 年世界卫生组织的项目结束时，当时管理的高血压患者有 200 多人，糖尿病患者有 100 多人。而到 2006 年中国社区卫生服务会议召开时，玉林的社区卫生服务中心作为代表在大会上发言，其管理的高血压患者已经上升到 2600 多人，到 2010 年上升到 3100 人，打破了"项目在，管理人数在，项目不在，管理人数下降"的怪圈。

健康宣教方面，中心 2001 年开展健康教育讲座及设点宣传 42 次，到 2010 年已经达到 380 次之多，平均每天有一次。中心还联合红十字会、华西医院、康桥眼科医院、玉林街道办事处等开展了形式多样的健康教育活动，打造完成"健康小屋"。中心利用各种形式累积健康宣传教育受众 5500 余人次；发放健康教育资料 8000 余份，举办大型健康教育活动 2 次；策划健康知识壁报 30 余期，制作各种户外展板 20 余块，内容涉及中心的服务内容、健康知识、健康管理等多方面。辖区内各居委会健康展板每季度更换。

同时，按照成都市儿系管理规定，中心对辖区内常住及流动儿童开展系统管理。2001 年管理 0~6 岁儿童 77 人，完成儿童保健和计划免疫 8022 人次。2010 年已管理儿童 3322 人。中心防保科建立妇幼保健 QQ 群，为家长与医护人员、家长与家长提供了很好的交流平台，完成儿童保健 19723 人次；为新生儿建档 648 人，建卡率达 95.15%；一类疫苗接种 16792 人次，接种率 97.86%；二类疫苗接种 21169 人次；15 岁以下儿童补种乙肝疫苗 2408 人次；狂犬病疫苗接种 1308 人，接种率 100%。

计划生育部门将职能下沉到社区卫生服务机构，在玉林社区卫生服务中心设置了计划生育服务站，开展免费计生三查等妇女保健活动。计划生育指导人数由 2001 年的 4884 人次增长到 2010 年的 15314 人次，增长了 2 倍多。2010 年孕妇新增建档 293 人，管理率达 99.3%，且全部按照常规进行系统管理及随访；产后访视建卡 488 张，访视 485 人，产后访视率 99.4%，产妇满意率 100%；生育指导 12866 余人次；免费 B 超三查 2448 人次。

政府的惠民措施在中心也得到了强有力的落实，中心建立了辖区贫困人群的医疗救助制度，2001 年，管理残疾、特困人口 73 人。到 2010 年，中心管理残疾人 335 人，特困家庭 465 户，"一键通" 92 人，并为辖区残疾人提供免费康复服务，得到了辖区老百姓的认同，居民对社区卫生服务的利用大幅增加。其中门诊服务量、电子档案建档数、慢性病管理人数、社区康复指导人数等均呈现明显增长的态势，玉林社区卫生服务中心的服务能力得到明显增强。2010 年 5 月下旬，中心开始准备全民体检工作，他们制定工作方案、制作宣传材料、开展人员培训，在辖区内营造了良好的氛围。自 6 月 1 日起，中心采取门诊、下社区、学校集中体检等多种形式，截至 12 月 31 日，服务各类目标人群 10848 人。

表 2 - 8　2001~2010 年玉林社区卫生服务中心服务能力状况

项　目	2001 年	2002 年	2003 年	2004 年	2005 年	2006 年	2007 年	2008 年	2009 年	2010 年
门诊服务量（人次）	24805	29095	31307	33943	37880	45277	64277	96725	118723	192122
新增签约服务户数	562	470	950	579	429	993	109	109	246	1039
双向转诊数	—	43	19	54	—	67	126	126	200	145
电子档案建立数	—	—	—	3645	7966	9609	51579	54231	56433	59200
糖尿病管理人数	0	59	80	142	210	352	515	852	1000	1234
高血压管理人数	385	360	360	420	930	1238	1566	2466	2561	3103
健康宣教活动次数	42	38	46	24	83	130	160	240	330	380
重点高危人群管理数	0	0	0	0	0	83	637	2037	1990	3231
社区康复指导人数	0	0	0	0	0	0	3590	9809	11915	17384
孕产妇管理数	71	284	222	106	123	65	222	406	417	485
0~3 岁儿童管理数	77	95	118	157	146	95	266	292	421	544
疫苗预防接种数	6286	7630	8375	8908	10466	10798	11246	13680	15794	16792
计划生育指导数	4884	6210	2733	4032	3600	6789	10167	11079	13345	15314
残疾人管理人数	72	28	28	28	174	167	406	406	440	335
精神病管理人数	0	0	0	0	0	0	60	66	80	84

3. 可持续发展能力得到增强

为了确保可持续性，玉林社区卫生服务中心在财务制度及管理方面，实现了独立核算自负盈亏，并接受管理委员会委托的武侯区卫生局计划财务科的审计与监督。中心作为一个"自主经营，自负盈亏"的独立法人单位，前期的运行得到了各级政府部门尤其是武侯区卫生局的大力支持。项目组也为中心的成立搭建了良好的平台。在项目组的指导下，中心将收入主要定位于三个来源：一是社区居民的职工社会医疗保障基金和公费医疗，即通过保障社区居民的基本医疗服务所获得的收入；二是补充保险和政府的专项基金，即通过完成政府购买服务来取得收入；三是病人自负的费用。其中又以前面两项为主。陈博文教授也鼓励社区卫生机构赚政府的钱，只有财政投入有保障，才能使公益性得到充分体现，才能调动社区卫生服务人员的积极性，保证社区卫生服务健康发展。明确的市场运作定位使得玉林社区卫生服务中心具有较强的自负盈亏能力。从中心的总体收支情况来看，其基本能够实现收支平衡。除了2007~2009年由于社区卫生服务"收支两条线"以及药品零差率政策的影响，中心支出略有超支之外，其他年份机构基本上维持了自身的运营。2010年中心结余约100万元，实现了可持续发展。

表 2－9　2001~2010 年玉林社区卫生服务中心的总体财务状况

单位：万元

项　　目	2001 年	2002 年	2003 年	2004 年	2005 年	2006 年	2007 年	2008 年	2009 年	2010 年
总收入	163.19	170.00	198.08	264.05	359.74	412.55	531.59	746.33	877.44	1875.68
总支出	148.74	166.78	197.14	227.67	317.44	370.28	533.35	797.18	1088.41	1768.64
结　　余	14.45	3.22	0.94	36.38	42.3	42.27	－1.76	－50.85	－210.97	107.04

注：总收入包括科研项目课题收入。中心内部数据显示2009年运行成本为549.3万元，2010年福利支出为123.73万元，这两项都远远高于其他年份，至于为什么会出现这样的异常需要进一步核实。

4. 中心模式效应逐渐凸显

玉林社区卫生服务中心是成都市乃至我国早期社区卫生服务发展的试点之一，其重要使命在于为我国开展城市社区卫生服务机构改革与社区医疗保健服务模式转变探路并积累经验。因此，玉林社区卫生服务中心从筹备起，上自卫生部下至武侯区的各级政府及中加项目组都给予了特别关注与支持。

玉林社区卫生服务中心利用政府的资源，通过报纸、广播、电视等多种媒体进行宣传。中心成立之初，武侯区政府连续两年将"发展社区卫生服务"列为政府办实事项目加以推进。政府更为注重社区卫生服务的社会效益，而非经济效益。在复旦大学课题组的访谈中，区卫生局万局长如是说："当时并没有把玉林社区卫生服务中心当作医院来看待，只是想着（既然是）国家号召，我们就应该来支持它。在头两三年，玉林经费不足的地方，我们都要给钱，要留住招聘人员的积极性。"玉林街道办事处与玉林社区卫生服务中心签订了合作协议，不仅将发展玉林社区卫生服务中心纳入当地的发展总体规划，还积极协调支持和帮助玉林社区卫生服务中心的发展。玉林街道办事处免费提供业务用房，还积极协调和帮助社区卫生服务机构解决业务用房和资金难题，在全国首创了"街道社区共建模式"。街道每年向中心投入专项资金10万元，探索出了一条社区卫生服务多元化投资的渠道；在入户基线调查和健康宣传等活动中，街道积极配合，组织协调，为中心营造了一个良好的工作环境。

同时，中加项目组为玉林社区卫生服务中心争取到很多机会和荣誉。科技部、卫生部项目的引进无疑增加了百姓对于玉林社区卫生服务中心的信任度，也提升了玉林社区卫生服务中心的服务水平和科研能力。经过宣传后，许多百姓开始到玉林社区卫生服务中心来体验服务。更为重要的是，中加项目组为玉林社区卫生服务中心的设计提供了具有前瞻性的机构发展理念和服务模式。中心率先在全国实行家庭医生合同制，为居民提供"个性化、综合性、协调性、连续性、可及性"的服务。项目组还为玉林设计了一个符合社会发展规律的社区卫生服务制度，从管理制度、人事、分配、薪酬设计、业务开展等方面形成一个制度体系。中心引入市场经济概念，实行全员聘用制、淘汰机制、多劳多得机制，用市场把中心的人员统一起来，让人员的付出有相应的回报，通过自主放权，调动了中心员工的积极性。

在访谈中，玉林社区卫生服务中心现任主任高喜莲这样表达社区卫生服务中心与医院所提供的服务的差异，她同时介绍了中心发展的过程：

> 医院是坐等病人上门，而在社区卫生中心，除了坐诊，我们还时常要去居民院落走走，熟悉群众，了解他们的健康状况，并适时建立档案。但在当时，作为全国最早建立的社区卫生服务机构之一，玉林与众

多社区卫生服务中心一样，都面临着同样的问题，就是名医嫌小不愿来，百姓看病觉得没保障。但社区卫生服务拼得不是技术设备的"高精尖"，而是要在地理、心理、价格上贴近居民，只要做到了这三个"贴近"，群众就愿意来。

2004年正式接管玉林社区卫生服务中心后，高喜莲把中心对百姓的"心理贴近"服务继续延伸，家庭医生是其推行的主要做法。家庭医生是从国外引进的概念，它必须适应我国国情才能为居民所接受。同样，健康档案不能仅仅作为停留在纸上的数据，它还应转变为实现动态的管理和向预防提供帮助的有效信息，避免为建健康档案而建健康档案的重复性劳动与浪费。现在居民只要到玉林社区卫生服务中心来就诊，其健康档案在就诊过程中就顺便建成了。

社区的老年人，患高血压、糖尿病以及行动不便的居民，都是卫生服务的重点对象。玉林社区卫生服务中心的十几位家庭医生实行划片负责，有的老年人经常来中心量血压、测血糖，家庭医生可以随时掌握情况；对行动不便的居民，家庭医生就主动电话联系、跟踪随访。此外，家庭医生还不定期地到居民小区设摊摆点，把随访做到最基层。

在2005年的全国社区卫生服务区创建评比活动中，玉林社区卫生服务中心代表武侯区不仅在省和国家级专家评审中获得了好成绩，而且在社区的暗访调查中获居民满意度全国第一，武侯区以第一名的成绩成功创建了全国社区卫生服务示范区。2006年2月24日国务院召开全国城市社区卫生工作会议，玉林社区卫生服务中心主任代表社区卫生服务机构在大会上做了发言，玉林社区卫生服务中心的模式效益逐渐凸显。从中央到地方，有大批领导来玉林社区卫生服务中心视察，一些省市组织社区卫生服务管理机构以及社区卫生服务提供机构来参观学习玉林社区卫生服务中心的经验。仅2010年，玉林社区卫生服务中心就接待了各级检查、参观学习98次；其中省级及以上接待32次，市级接待23次，各级专题采访、拍摄12次（其中省级及以上采访3次，市级1次）；共完成上报信息74条，其中区卫生简报刊登38条，区级媒体刊登15条，中央、省、市媒体刊登11条。中心党支部积极开展"创先争优"工作，接受了中央组织部副部长、中央创先争优活动领导小组成员兼办公室主任王秦丰的检查，中心"创先争优"及医疗服务工作的深入开展赢得了王秦丰主任的肯定。

表 2 - 10　玉林社区卫生服务中心承担的科研项目

时　　间	项目名称
2000～2002 年	中国—加拿大国际发展署"城市卫生改革策略计划"项目
2001～2006 年	中国—英国"城市社区卫生与医疗救助"项目
2005 年	卫生部卫Ⅷ/中英 UHPP"绩效评价及卫生服务质量改进"项目
2005～2008 年	中国糖尿病管理模式探索项目
2006 年	科技部"十五"攻关课题"社区卫生服务模式研究"
2007 年至今	卫生部"维持健康体重和血压管理关键技术"，2009 年该项目更名为"中央补助地方慢病综合干预控制项目"
2008 年至今	"中国社区卫生协会适宜技术"项目
2009 年	中国社区卫生协会科研项目"社区 2 型糖尿病例管理、管理水平评价"

表 2 - 11　玉林社区卫生服务中心所获荣誉

年　　份	所获荣誉
2001	成为我国首家通过 ISO 9001 国际质量体系认证的社区卫生服务中心
2002	被中华医学会评为"优秀社区卫生服务中心"，被中华医学会全科医学分会评为"全科医学服务先进集体"
2003	被成都市人民政府评为"成都市扶残助残先进集体"，被武侯区卫生局评为"放心药房"
2004	获 UHPP 项目慢病管理评估成都市第一名，7 月正式授牌成为"四川大学华西护理学院社区护理实践基地"
2005	通过创建全国社区卫生示范区省级复审，暗访调查中获居民满意度全国第一
2006	在国务院召开的全国城市社区卫生工作会议上作为先进社区卫生服务中心代表发言
2007	卫生部"维持健康体重和血压管理关键技术"项目在玉林启动，成为"四川省全科医学培训中心社区培训基地"
2008	成为四川大学华西护理学院本科生社区实习基地及中国社区卫生协会社区培训基地
2009	正式授牌成为"中国社区卫生协会适宜技术培训基地"
2010	"创先争优"工作受到中央组织部副部长、中央创先争优活动领导小组成员兼办公室主任王秦丰的肯定

第三章 玉林社区卫生服务发展的策略

社区卫生服务在 20 世纪 90 年代中后期被确定为我国卫生管理体制、卫生服务体系与卫生机构运行机制改革的重要领域，并成为城市卫生服务发展的重要方向。中央政府出台了一系列政策和文件来推动社区卫生服务发展，以满足居民看病就医、获得基本健康服务的要求。玉林社区卫生服务中心是四川省探索社区卫生服务发展的试点之一，获得了四川省各级政府以及卫生部的大力支持。

社区卫生服务究竟是什么，如何开展社区卫生服务，在当时并没有达成共识，但有一点是获得大家认可的，就是不能再像计划经济时代一样完全由政府包揽社区卫生服务，必须发挥政府、社会和市场等一切可以利用的机制以保障居民健康水平。

玉林社区卫生服务中心作为四川省探索社区卫生服务发展的试点，在探索社区卫生服务的组织运行、服务内容、服务方式甚至服务人群等方面肩负着重要的历史使命，被寄予很高的期望。玉林社区卫生服务中心之所以广受关注，另一个原因是中加国际合作项目中家庭医生试点选择促进了玉林社区卫生服务中心的成立。中加国际项目的最大特点在于可以直接将加拿大家庭医生制度的理念更直接地引进并应用到中国社区卫生服务建设中。当然，中加国际项目的开展更加有利于玉林社区卫生服务中心经验的推广及其在社区卫生服务发展中知名度和影响力的扩大。

玉林社区卫生服务中心是如何探索与实践的将是本章着重阐述的内容，我们着重于其服务理念及策略的介绍。

第一节 品牌发展战略

中国社区卫生服务发展是在社会主义市场化建设进行近 20 年后基层医疗

卫生服务的探索。因此，经济领域市场化的理念已经有了充分培育与宣传，并且取得举世瞩目的成就。尽管医疗卫生领域改革相对滞后，但市场化理应成为社区卫生服务提供的重要机制。这是玉林社区卫生服务中心成立之时参与各方，尤其是中加项目负责人着重推崇的理念。

市场化机制发挥作用的一个重要方面是推广具有品牌效应的服务。在当时社区卫生服务理念尚未完全普及的情况下，提出品牌发展的策略表现了项目负责人开拓创新的精神。

在对玉林社区卫生服务中心的访谈过程中，上自中心主任，下至工作一线的医生、护士，都表现出对"玉林"这个品牌的深深眷恋和自豪，尤其是几位资深的医生、护士，回想起玉林社区卫生服务中心成立之时，他们初次接触"社区卫生""家庭医生"的概念，大都对其表现出强烈好奇与憧憬。家庭医生或社区医生服务是玉林社区卫生服务中心成立之初所追求的，不同于以往传统医疗机构中医生的定位，其服务模式也将有别于传统的医疗卫生服务模式。

当被问及玉林社区卫生服务中心是如何成功吸引到众多患者时，接受访问的医生与护士都认为是中心一贯倡导的"以患者为第一位、用心关怀病人"的理念，以及"敢为天下先"引入社区卫生服务的胆识促使医护人员改变以往冷冰冰的形象，从正式的医患关系转变成朋友关系，变被动地响应与接受病人要求为主动发现与接近社区居民，努力为社区居民的健康服务。显然，社区卫生服务中心不同于传统的医疗机构，在这一点上，对玉林社区卫生服务中心建立具有重要影响的中加项目负责人陈博文教授曾有过一段精辟的论述，陈教授是这样表述社区卫生服务与传统医疗机构之间的关系的：

> 将社区卫生服务中心叫做医院，将社区卫生服务中心混同于以往的医疗机构的观念和做法是不对的，（不能）将社区卫生服务站、服务中心编入现行的医疗机构分级，成为五级医疗体系。而其实，社区卫生服务机构和现行的三级医疗体系是并列的体系，分工不同，互有协作。

陈教授的这番话是针对当时大多数社区卫生服务中心由原来的地段医院（我国三级医疗网的网底）整体转制而来所做的表述。有些地方为了推进社区卫生服务的开展，通常都是换个牌子由地段医院变成社区卫生服务中心，但其实质基本没有变化，依旧偏重个体医疗服务提供而忽视预防与诊断等社区卫生服务工作。

按照陈教授等人的想法，玉林社区卫生服务中心要树立品牌就必须有一个崭新的面貌和形象，必须让人们感受到它的确与传统医疗机构有着明显的不同。这个应该是品牌的初步含义。但在当时基层卫生投入严重不足的情况下，成立玉林社区卫生服务中心存在不小的困难。当时，武侯区人民医院希望将玉林街道辖区内的妇幼保健院合并为其门诊部，但遭到原妇幼保健院工作人员的反对，没有成功。后经过各方反复协商，玉林社区卫生服务中心最终将妇幼保健院盘了下来。妇幼保健院有 600 多平方米的服务面积，符合国家对于卫生服务中心的建设要求，这样，玉林社区卫生服务中心建立有了一个基本的场地保障。之后，中心对服务场所进行了彻底整修，使之符合开展社区卫生服务工作的要求。

当然，发展品牌仅有一个好的场所是远远不够的，还需要在很多方面尤其是服务方面进行深入挖掘，才能使其真正为社区居民所认可和接受。所以，玉林社区卫生服务中心的管理者及中加国际项目的研究者继续探索如何形成具有品牌效应的社区卫生服务。只有医疗卫生服务工作做好了，才能真正取得社区居民的信任，人们才愿意接受你的服务。只有这样，社区卫生服务这样一个新生事物才能不断成长与壮大。

第二节　服务为先，以服务赢信誉

社区卫生服务具有提供基本医疗和社区公共卫生两个方面的功能，这是有别于传统医疗机构的。传统医疗机构往往只注重医疗服务，只是提供个体的尤其是治疗性服务，而忽视社区公共卫生服务。

社区卫生服务中心必须在基本医疗和公共卫生服务方面体现不同于以往的医疗卫生机构的特色。社区卫生服务中心可以提供基本医疗服务，但必须不同于传统的医疗机构的模式。大医院的技术、设备等综合实力远远超过社区卫生服务中心，在这个方面社区卫生服务不具备竞争优势，但社区卫生服务深入社区，其最大的优势在于便捷，因此，其基本医疗服务应以常见病、多发病为主要内容。常见病、多发病随着人口老龄化的不断加剧，成为影响社区居民健康的主要问题。社区卫生服务的另一个特点是价格相对便宜，这对于解决居民普遍抱怨的"看病贵"问题是一个很好的回应，也是政府缓解社会矛盾不错的选择，容易获得政府的支持。另外，社区卫生服务中心还有一个优势就是与社区居民的近距离融合，在感情上与社区居民更亲近，医生对居民的生活习惯更熟悉了解，对居民的服务更有耐心、更连续、更完整。玉林社区卫生服务中心正是把握了社区卫生服务的特点，提供的服务才更有针对性，才更容易获得社区居民的接受。

当然仅仅有一个好的理念而不能付诸实践对于一个新机构而言是难以成功的，这一点在玉林社区卫生服务中心上下形成共识，那就是必须树立"服务为先"的理念，以真诚的服务赢得居民的信任，从而在医疗服务市场中立稳脚跟。为此，玉林社区卫生服务中心不同于传统医院坐等病人上门的做法，鼓励中心医务工作人员从中心走出去，既要深入社区为居民提供上门服务，又要加强与上级医院的联系和学习交流，同时对中心内部的医疗救治也不松懈，力求用专业的治疗和人性化的环境给病人带去温馨的感觉，使中心的服务富有特色且层次丰富，以下具体介绍玉林社区卫生服务中心的做法。

（一）硬件设施不断完善、更加人性化

玉林社区卫生服务中心成立于 2000 年 1 月，老站点由原来的妇幼保健院改建而成，2010 年中心成立十周年之际，在成都市电信南街启用了新中心，以便更好地为社区居民服务。新中心环境更加舒适，设备更加齐全、先进。

新中心一共三层楼，一层主要为挂号处、收费处、药房、全科诊室，二层主要为预防保健科和妇幼保健科，三层主要为中医全科诊室、相关治疗室及行政办公室等。从楼层的分配安排可以看出，中心主要从全科诊室、妇幼、防保和中医四个方面为患者提供医疗服务。其中，中医作为一个特色项目，也属于全科诊室的范围之内，妇幼保健和预防保健则单独分离出来。

一楼的开放式柜台是玉林社区服务模式改革的一个标志性改变，从原来传统医院的铁栅栏、仅容一个人头大小的小窗口，改成全面开放的柜台，挂号、收费及药房的工作环境一目了然。药房处的柜台只有不足一米高，外面很贴心地安放了几把座椅，患者不仅可以无遮挡地看到医务人员的工作情形，闲暇时还可以与他们聊天交流。这种开放式柜台的设置，从患者一进中心就给他们带去温馨的感觉，减少了彼此之间的阻隔，拉近了医务人员和患者之间的距离，

整个中心的大厅也少了普通医院常有的压抑感。

一楼的另一个亮点是全科诊室的开设。全科诊室是配合全科医生所开设的就诊室。与普通医院不同的是，玉林社区卫生服务中心的全科诊室不分科室只分医生，每个诊室的门口都挂有"家庭医生×××为您服务"的牌子及该医生的照片，既不标明该医生的擅长方向，也不注明该医生的职称职务，力求做到一切医生皆平等，避免造成病人一窝蜂找高级职称医生看病的现象。病人在签约医生时可选择医务人员推荐的负责该病人所在辖区的医生，也可根据个人喜好自由选择自己的家庭医生。

中心的二层主要用于儿童的预防保健和孕产妇检查，包括预防接种室，儿童测量室，儿童保健室，妇科的检查室、治疗室和保健室，手术室，B超室等，此外还建有母婴健康教育园地，体现了社区医院以公共卫生、健康保健为重心的工作理念，加强对孕产妇和儿童日常的卫生宣传。中心专门为产妇准备了母婴喂养室，给产妇提供了舒适的私人空间，以便就诊期间有地方哺乳。中心还开辟了一片儿童候诊区，设有各类儿童玩具以及家长休息区，帮助孩子度过漫长的等待时间。中心为家长和儿童充分考虑了在社区医院就诊所需要的一切服务，使他们待在中心不会有陌生感，因此在中心随处可见玩耍的小朋友和闲聊的家长。

三楼的中医全科诊室与一楼的全科诊室工作任务一致，但是更偏重中医的治疗。三楼的氛围也颇显古色古香，除诊室之外还有针灸理疗室、熏蒸蜡疗室等，中医器材较为齐全，很适合为患者提供慢性病的调理和治疗服务。

中心还在门口设置了"健康加油站"，贴有常见慢性病的预防保健知识，患者或附近居民可在这里进行简单的医学咨询和接受血压测量。在中心的墙上随处可见各种医学小常识的宣传板，如抽血的注意事项、高血压的防范等，使患者在潜移默化中接受健康教育指导，形成良好的卫生习惯。

（二）常见病及慢性病的基本门诊医疗

中心不仅不断完善硬件设施，进行人性化设计，给患者带来不一样的就诊感受，而且在门诊医疗服务方面也进行了相应的改革。我国目前很多省市都在进行社区卫生服务体制改革，比如上海市长宁区就是实行社区卫生服务改革较为成功的一个地区，但是其在服务模式的定位上也经历了多次调整，才有了目前比较稳定的家庭责任制医生服务。而玉林社区卫生服务中心是全国最先实行全科医生制度的试点医院之一，在成立之初就确定了全科医生这样一种服务模式。10 年前全科医生的概念还未大范围推广，连招聘进来的医生和护士也对全科医生的工作不甚了解。经过最初的转岗培训、多次外出学习和工作中逐渐摸索，玉林社区卫生服务中心在全科医生这个方面终于做出了自己的特色，达到一定水准，也得到社区居民的广泛接受和认同。

玉林社区的全科医生在工作上分为基本医疗和公共卫生两个部分，基本医疗以全科医生在诊室坐诊为主，对常见病进行救治；公共卫生则是改革的重点，即深入社区开展以慢性病为主的健康管理工作，公共卫生部分将在后面另作介绍。

中心规定，一般上午是基本医疗时间，医生在中心坐诊，接待门诊挂号，下午跟随团队下社区巡诊。如前文所说，一般的二三级医院是按照服务内容划分科室，而玉林社区卫生服务中心则是采取全科医生的形式，每个医生接受的患者都是一样的。由于社区医院接待的很大一部分是慢性病患者，有些患者倾向于用中医疗法进行治疗，因此中心还特别分出了中医方向的全科医生诊室，通过中医达到调理康复的效果。

全科医生的门诊病人主要有两类，一类是流水挂号，即患者没有特别指定的医生，类似于一次性的诊治；另一类是全科医生自己的签约患者，多为慢性病患者长期治疗。与病人签约并为病人建立健康档案是玉林社区的特色之一，病人在中心看病时，可以与负责自己所在辖区的全科医生或是自己喜欢的医生签订合约，成为其签约病人，签约后全科医生有义务负责该患者的慢性病管理，包括日常坐诊和定期的电话访问、上门访视等。坐诊服务跟普通医院的流程基本相同，但是由于有签约的约束，对于慢性病患者来说就有了一个了解自己病情的身体管家，对患者的慢性病治疗和康复起到很大的帮助。

社区医院的基本医疗当然也少不了护士，玉林的护士都是全科护士，在招聘进中心时统一接受全科护士的转岗培训，工作以协助全科医生为主，也包括基本医疗和公共卫生两部分。除了常规的护理工作之外，还要配合医生与病人签约，在签约时由护士负责将病人的个人健康资料输入电脑，建成健康档案，并在接下来的长期管理工作中负责与病人的定期联络和护理。全科护士有专门的护士组，由组长协调安排护士的具体工作。中心内的基本医疗不分团队，护士各自有自己的工作内容，下社区时则另有与全科医生一对一搭配的全科团队。

全科医生在为签约病人诊治时，由于对病人的病情有所了解，很容易与其沟通，在做基本医疗工作的同时还可以做预防保健的工作。比如儿童感冒发烧，就可以叮嘱他回去多喝水，有些小孩子可能从出生就跟随家长选择了一个固定的全科医生，医生掌握了儿童的各方面情况就更容易督促他做好日常的卫生保健，在生病时也比较容易查出病因。又比如慢性支气管炎的病人去找中医看病，西医可能认为偶尔咳嗽是正常的，但是从中医角度来说是不正常的，需要吃点健脾补肺的药，慢慢地痰就消了，发病的几率就减小了，通过这种形式达到的预防效果还是相当不错的。相比综合医院根据患者呈现的病症"对症下药"，玉林社区卫生服务中心的全科医生因为对居民熟悉和了解，更容易从病因入手，解除居民的健康隐患，治疗效果会更加稳固和持久。

（三）重点人群服务——儿童保健及孕产妇保健服务

儿童保健和孕产妇保健是玉林社区卫生服务中心预防保健科两项重点关注的针对特殊人群的服务。

预防保健科的工作主要包括儿童登记、疫苗接种、建立儿童健康档案、儿童保健等。科室共有9人，预防方面目前有4名医务人员，负责老站点和新中心两处的儿童预防工作。随着玉林社区卫生服务中心在区内知名度的不断提高，签约服务对象不断增多。从2007年下半年开始，中心与3000名儿童建立了规范的管理关系。

据预防保健科的护士长介绍，疫苗接种是一项常规工作，最忙的时候一个上午就要给150个儿童接种疫苗，平均每天有100人左右的门诊量。每个站点有两名医务人员，一名负责儿童登记、接种预约、电脑信息处理等，另外一名负责接种和口服疫苗。碰到一上午有150人登记时，护士至少要接种200人次，因为有些儿童需要接种两次。过于繁忙的工作导致医务人员从早上八点一直忙到吃午饭，中间连喝口水或者去洗手间的空隙都没有。尽管业务量如此大，护士长还是要求护士对待工作不能松懈，要保证工作质量。例如在给儿童喂食口服糖丸时，不能因为儿童数量太多而交给儿童家长喂服，必须由护士亲自负责。如果家长没有按时带儿童到中心进行预防接种，医务人员还要打电话或发短信去督促家长。

儿童健康档案的建立是预防保健科的常规工作之一，中心为每个接受预防保健的儿童建立了预防档案，这个档案独立于全科医生的健康档案，但要求是一致的。这样，每个儿童有两份档案，健康档案相对更为周全，供玉林社区卫生服务中心全科医生积累儿童的基本信息，方便日后就诊。预防档案主要用于全国预防系统的监测及信息直报，实现全国联网。现在中心管理的儿童数量不断增加，预防档案建立的数量有指标要求，以前每年要求建300个，目前增加到900个，这对医务人员是个不小的挑战。

近几年，儿童保健方面新增了视力筛查项目，需要提前给家长打电话确定预约。健康教育方面有了硬性规定，以前有点随意，想做的时候才做，现在规定每年都必须做，一般会联系家长到中心来听课，医务人员必须提前定好题目、安排时间、打电话通知，还要做好课件，这些都是医务人员利用周末或闲暇的时间完成的，这体现了他们的无私奉献精神。

预防保健科的医务人员在中心成立之初需要外出对中心进行宣传推广、做基础调查等，现在多以门诊接待为主。医务人员表示，尽管工作任务越来越繁重，但从家长及孩子们的举止中感受到对他们的信任和肯定，体验到自身工作的价值。有护士表示，当人们在大街上遇到他们，会主动热情地跟他们打招呼，他们上门服务时人们还会送他们煮鸡蛋，这说明人们对他们的服务是认可与信任的。

护士们对儿童的服务尽量做到无微不至，比如主动为前来就诊的儿童和家长提供茶水，对其嘘寒问暖，甚至调整房间温度以满足特殊儿童的要求。这种服务已经成为一种习惯或文化，新进的服务人员在这种环境下耳濡目染，逐渐养成习惯，这就是"老带新"的过程。

有时候门诊量特别大，服务也难免有不够周到、细致的地方，但只要"用心"服务，社区居民还是可以理解的。当然，家长们有时也会因等待而有所抱怨，因为他们是从单位请假出来为孩子进行预防接种，希望立刻得到服务，但医生护士们的忙碌他们都看在眼里，抱怨自然也就没有了。吸引他们到玉林的原因除了医疗技术好外，服务态度好也很重要。因此，家长们愿意为此而多等待。

案例1

对玉林社区卫生服务中心防保科长来说，有一件事情让她印象深刻，几年前他们进行预防接种，有个孩子出现局部红肿的现象，这是疫苗本身的正常反应。当时家长把孩子抱到中心告诉科长孩子身上出现红肿，当时她告诉家长回去热敷，但是忘记补一句温度不要太高，第二天家长告诉她，孩子（皮肤上）烫出一个泡，科长觉得自己很失职。虽然家长没有责怪她，但是因为她没叮嘱仔细，没（让家长）控制好水温，造成孩子的二次伤害。

在科室交流时，她以此为案例告诉组员们，在给家长做健康教育时必须要细致到最细微之处，比如热敷的时候一次多少时间，每天几次，水温多少等等，一定要讲清楚。

正是因为有医务人员这样细致的服务、家长对他们工作的理解，才保证了多年来从未发生过医患之间的矛盾纠纷，玉林的预防保健工作才得以顺畅有序地展开。

（四）特色诊室

常见病和慢性病的门诊治疗是社区卫生服务的基本内容，尽管大多形成了相对固定的诊疗规范和处理方案，但玉林社区卫生服务中心为了提供更好的服务，取得更好的诊治效果，从居民的实际需要出发，设置了特色诊室，进一步为社区居民提供温馨、人性的服务。

1. 伤口护理室

随着现代社会经济和医学技术的飞速发展，护理在促进和维护人类健康方面发挥了重要作用。由于人口老龄化趋势不断发展，慢性疾病尤其是肿瘤如肠癌的发病率呈逐步上升态势。一些老年人或术后病人需要长时间卧床，压疮、慢性伤口、肠造口、失禁等伤口护理的需求尤为突出。玉林社区卫生服务中心自2000年成立以来就开展相关工作，并不断学习、更新换药技术，2010年派医生护士到华西医院进行系统的伤口护理进修，掌握了较为先进的伤口护理技术。

2011年初，玉林正式开辟了一个伤口处理室，主要负责术后处理、老人的褥疮、烫伤及烧伤等多类伤口护理。这个处理室的开设受益于华西医院的启发，很多华西医院的病人术后为了伤口处理还要专门跑到华西医院，给医院增加了很多工作量，由于玉林社区卫生服务中心紧挨华西医院，开设这个诊室就可以让居民直接到社区医院进行处理，既方便了居民，又为华西医院减轻了不少负担。其他的如老人的褥疮、烫伤、烧伤等伤口的处理，不必特地去大医院，在社区医院就可以解决。

伤口处理室开设以来一直很受欢迎，每年三四月份接待患者数量大幅上升，原先伤口换药有限制，现在采用了新材料，愈合伤口速度比传统敷料快几倍，同时减轻了患者的痛苦。尽管价格相对较高，但医务人员尽量为患者节省费用，努力达到"一切以患者为中心，全心全意为患者服务"的目标。由于这个诊室的开设满足了社区居民的需要，加上护士悉心的照顾，很多居民特地写来感谢信表示感谢，以往看病感谢的都是医生，在玉林社区卫生服务中心护士的工作同样得到居民的认可，这对他们是一个很好的鼓励。

2. 内部急救室

在新中心一楼的某个角落里专门设置了一个急救室。但是不同于普通医院的急救服务，这个急救室不是用来接纳从外面送进来的急救病人，而是为病人在中心就诊期间出现紧急情况设置的。我们在中心采访时，恰巧看到有医生和护士在急救室内忙碌，后来了解到，有一位上了年纪的病人在门诊挂号时，突然昏厥，医务人员及时将其送入急救室诊治。医生和护士都对她表现出极大的关心。病人情况好转后，医生护士叮嘱她回家的注意事项。虽然只是一个小小的房间，但是足以看出中心医务人员对患者无微不至的关怀。

3. 中医全科诊室

玉林社区卫生服务中心的另一个特色诊室是中医诊室，中医作为我国传统医学的瑰宝，讲究的是对体质的长期调理，适合慢性病的诊治。玉林社区卫生服务中心的中医全科诊室从中医的理疗康复和预防养生方面入手，将中医发扬光大，在居民中极受好评。

中医诊室在治疗方面主要包括针灸、推拿、理疗等康复治疗和分类别的疾病治疗；在预防方面则是利用中药内服、食疗和外治等方法达到增强体质、延年益寿的效果。总的来说，中医诊室与其他全科诊室的作用是相同的，只是手法上有中西医之分，病人根据自己的身体需要同样可以选择中医全科医生并与其签约。

第三节 六位一体服务的功能

玉林社区卫生服务中心从建立之初就确立了"变被动接收病例为主动出击融入社区"的服务宗旨，规定社区医务人员从站点走出去，走进社区和家庭。根据社区居民的健康需求，送医疗卫生服务进社区、进家庭，为居民提供温馨体贴的上门服务，这是一种不同于传统医疗卫生服务的尝试，经过十年的历练，不管是医生还是护士，都从这种主动性健康服务中感受到了在传统医院没有体验过的工作心得。

除了承担辖区居民的基本医疗之外，社区卫生中心的医务人员还承担着健康教育、预防、保健、计划生育技术指导、康复理疗等工作，这构成了社区卫生服务六位一体的服务功能。为了满足老人、儿童、残疾人、慢性病患者等重点人群的健康需求，玉林社区卫生服务中心的医务人员坚持下社区为居民服务。

（一） 基础调查及宣传推广

对玉林社区卫生服务中心的"元老们"来说，中心成立之初印象最深的事情之一是走出中心进社区上门做宣传和推广，这有点像商品推销员所做的商品推销，但为了形成与扩大玉林社区卫生服务中心的品牌影响与知名度，他们别无选择。医生护士们挨家挨户进行宣传、介绍，开始时他们的宣传与推广受到一些居民的误解，甚至抵制，不是遭到社区居民的白眼就是吃闭门羹，这对他们的信心造成很大打击，但他们没有气馁，他们的坚持终于赢得了居民的理解与接纳。

在做推广时，玉林社区卫生服务中心的医务人员到各小区设置摊位，通过免费为居民量血压、血糖等服务吸引居民，提升中心的知名度。虽然每次设摊事先都跟小区管理人员取得了联系，但有时还会受到门卫的质疑，只能不断解释工作才得以开展。最开始的时候每次都会有这样的交涉过程，到后来逐渐熟悉起来，中心的知名度提高后，情况才终于有所好转。

设摊位时，医务人员一般会先到小区内张贴通知告示。为了吸引早起锻炼和外出买菜的老年人，医务人员八九点钟就赶到小区。老年人是中心服务的重点目标人群之一，如果得到了他们的认可，在社区就多了一批义务宣传员。刚开始，居民们常对他们侧目而视，或目不斜视地从他们面前走过。为了取得小区居民的信任，玉林社区卫生服务中心的医务人员主动免费为有需求的居民量血压，讲解健康知识。渐渐地，居民们看到他们就会主动打招呼，主动向他们咨询、接受他们的服务，他们的辛苦终于赢得居民的认可。

到后来，他们一到社区坐诊，居民就主动围拢过来。医务人员给居民量血压、测血糖、做记录，还要帮助血压血糖控制不佳的患者分析原因，建议治疗方案。居民主动咨询这样那样的问题，医务人员都会很认真地一一作答。

经过几年的宣传，现在医务人员进社区所受的待遇已经有了明显好转，他们怀着一颗真诚的、努力为居民健康服务的心，得到了居民真心的回报，这是医务人员通过自己的努力赢得的尊重。

案例 2

我们几位新来的同事下社区有一个任务，就是做"中央补助地方慢病综合干预控制项目"，向居民宣传项目，动员居民参加这个项目，然后为愿意接受管理的居民填筛查表，量血压，开化验单，解释。

有一次，有位大妈问："你们问得这么复杂，连我吃什么都要问，这么麻烦，对我有什么好处？"我们有针对性地解释了项目的目的和意义后，她愉快地参加了我们的项目。在这个过程中，我们有时感到自己不是医生，而更像推销员。后来一想，我们做的就是推销的工作，把健康知识推销出去，把卫生服务推销出去，让大家都来参与，重视疾病预防，这就是我们的目的，扁鹊不是说过"上医治未病"吗，我们就在干"治未病"的事，这样一想，心里也就释然了。

心里虽然释然了，但做起来难度还是很大，常常是一上班就到小区，不停地说，不停地做，手不停，嘴不停，连眼睛也不停。有时一看表，发现下班时间早过了，可还不能离开，因为任务还没完成呢。有时连喝水的空都没有。一天下来嗓子哑了，腰酸背痛，腿脚都软了。但看到自己一天的劳动成果，如做了多少份筛查表，访问了多少慢性病病人，心里挺高兴的。如果接受服务的居民少了，心里会感到很失落。周而复始，想想也乐在其中。

（二）上门访视（包括常规巡诊和送医上门）

上门访视是全科团队下社区最基本的工作，一般由一个全科医生和一个护士组成一个全科团队，负责到所管辖区访视病人。上门访视有两种，一种是常规巡诊，还有一种是病人有困难无法到中心时，可以打电话要求上门服务。

每个全科团队都有下社区的任务，根据医生的工作安排每周可以选择几个半天到社区，了解居民的生活饮食习惯，进行健康体检，讲解健康知识；对重点人群的管理也都下放到社区，在上门访视时确认其身体状况，以便随时调整治疗方案。虽是点点滴滴的小事，却在日积月累中为居民健康做出了巨大贡献。

访视的病人都是签约病人，医生对其情况有一定的了解，沟通起来也会方便很多，但有时会碰到性情比较古怪的病人，医务人员只能想办法与他们沟通，取得他们的信任。比如，有一位护士管理的一个案例是一对空巢老人，夫妻二人都已80岁高龄。老大爷的身体很好，老太太患有高血压。她刚开始访视老太太时，想顺便给老大爷测血压，但是去了很多次他都不让测，护士于是从他的喜好入手跟他交流，后来再去的时候他就主动让护士测，结果测出来血压有点偏高，护士就跟他说好以后每次去都测血压。时间长了建立了信任，以后告诉他的事情就很容易接受。后来老夫妻从玉林社区搬走了，但他们有时还会到中心来看望原来管理他们的护士，给她买蛋糕。这件事情让护士的感触很深，与病患之间应该注重心与心的交流，首先投其所好，不能强迫他们，这对她后来的工作开展也起到了很大帮助。

但是也有一些病人，不管怎么沟通都没有效果，例如有个病人一直都不肯让护士上门，接触他两年时间都没有进过他家门，只同意在家门口测血压，碰到这种情况医务人员也只能尊重病人的意愿，尽量使他满意。

除了常规巡诊外，病人也可以打电话要求上门服务。比如老人年纪太大不便于到中心就诊，或是在大医院动过手术后行动不便的患者也可要求上门服务。中心正常下班时间为五点钟，在下班前都可上门，一次只需七元两角，实惠的价格自然很受居民欢迎，因此中心一般都要求患者提前预约，以便安排医生护士出诊。忙的时候一天出诊次数甚至达到八九次。

再比如，全科医生坐班期间接到急诊电话，也会立即安排出诊。有一次，一位老人反复呕吐一晚上也没有缓解，打电话请求出诊。医生简单询问病情后，立即带上出诊包，骑上自行车，几分钟内赶到了老人家里。这位老人患有颈椎病，头一天夜间感到眩晕后反复呕吐，家属坚持要求在家治疗。医生在跟老人家属询问病情后，建议老人与玉林社区卫生服务中心签订家庭医疗服务合同，以便享受全面、优质的上门服务。紧接着医生又赶回中心商议确定治疗方案，护士随即赶往老人家为老人输液。1小时后，医生进行电话回访，得知老人的呕吐已缓解，就嘱托家属如果病情变化随时电话联系。每个全科医生几乎都有过这种经历，他们不辞辛劳尽职尽责，为辖区居民的健康提供了保证。

除此之外，玉林社区卫生服务中心在社区内还有几个特色项目，比如产后访视和死因访视。医生护士在访视工作中，同家属一起感受着生与死带来的喜与悲，拉近了他们和居民的距离，对他们自身也是一种心灵上的历练。在进行死因访视时，医务人员一方面会耐心安慰死者家属，另一方面帮助家属明确死因，以采取有效措施预防相应疾病。

玉林社区卫生服务中心与街道办事处和居委会合作，共同负责辖区妇女儿童的健康保健工作，如为广大育龄妇女进行"免费三查"，孕前咨询，体检，免费发放叶酸，产后访视，指导母乳喂养，讲解避孕知识，为儿童进行保健及预防接种。各地计生工作要求外来育龄妇女要定期向当地回寄"孕检证明"，如果由于各种原因遗忘或延迟检查，她们会受到相应的惩罚。社区中心就联合区计生局、玉林社区计生办共同组建育龄妇女"免费三查"小组，由居委会组织人员，卫生中心定期下社区为每个辖区的育龄妇女免费检查，再由社区计生办将检查结果寄回当地，这样完全解决了她们的后顾之忧。在检查疾病的同时还宣传计划生育政策，讲解疾病知识，介绍避孕方法，免费发放避孕药具，深受外来育龄妇女的好评。

案例3

记忆最深刻的就是，2003年"非典"期间，我们中心承担着针对从外地回到成都玉林的人员的访视与临床观察工作。刚开始大家心里一直在犯嘀咕：我们会不会感染上"非典"？还要不要去呢？护士长第一个站出来，带头去返乡人员家中访视。我们深受感动，都积极踊跃地报名。

有一位50岁左右的阿姨，晚上22：00从北京回到成都。我接到电话后，立即穿戴整齐，在她到家前就候在了门口。体温检测，嘱咐注意事项，我耐心地，有条不紊地完成着访视任务。阿姨激动地说："你们就是无私奉献的白衣天使，我们把健康交到你们手里，放心！"我听了心里特别踏实，顾虑、担心都被"值得"俩字打消得无影无踪。那时需入户访视的居民很多，经常耽误了吃饭时间。但同事们会主动把饭打好，放在微波炉里。大家都会说："饭要吃热的，千万别伤到胃！"虽然形势严峻，但收获着无数的感动，现在回想起来，也充满了幸福感。

（三）健康教育

健康教育是社区卫生服务不可或缺的内容。玉林社区卫生服务中心要求全科医生开展多种形式的健康教育。比如医生在为居民提供医疗服务时，除了要提供治疗性服务，还要对居民进行健康教育宣传，传播健康的生活方式，改变人们的不健康行为。

玉林社区卫生服务中心规定每个团队一年至少要在社区开展两次健康教育讲座。中心对健康教育有一套系统的管理体系，每个医生团队要做什么项目，每年初要上报计划。通常每次讲座前，医生团队要跟居委会取得联系，然后到小区为居民授课。开展健康教育活动，普及健康知识对社区居民无疑是有益的，中心利用健康教育的机会宣传自己，扩大自己在社区的影响。尽管健康教育没有直接的经济效益，但其社会效益是显著的，同时对于玉林社区卫生服务中心品牌建设与推广无疑是一个很好的手段。因此，中心将健康教育纳入工作考核的范围。

一次健康教育要求具备一定规模，一般要达到30人以上，允许每个团队做法有差异，有些会选择跟居委会联系后到小区去做，比如老年活动或者三八妇女节活动，社区人群比较集中，可以将健康教育渗透至各类庆祝活动中。有时则请医生去附近大学为老师做高血压用药辅导，将健康教育办到大学校园。

第四节　协同服务

（一）双向转诊和绿色通道

玉林社区卫生服务中心采用全科医生团队服务的模式，其医疗服务定位于常见病和多发病的诊治，但实践过程中不可避免地会碰到一些疑难杂症超出社区卫生服务诊疗范围，这种情况该如何处理？它需要及时将病人转往高一级的医疗机构。在我国，传统三级医疗网络建设曾经形成了很好的转诊制度，在社区卫生服务过程中这一优良传统应该得到发扬光大。为此，玉林社区卫生服务中心与华西医院建立了协同服务模式，开通双向转诊和绿色通道服务。中心在发现急重症患者后及时与华西医院联系，患者通过绿色通道优先在华西医院得到及时施治。患者在病情缓解及康复阶段，可回到玉林社区卫生中心得到康复护理。

一般来说，三级医院主要负责疑难重症、大病、医疗技术的研究教学及辅导等工作，与社区医院的合作则是由三级医院进行指导，社区医院承担预防保健、基本医疗康复方面的工作。这样的协同服务模式，一方面可以帮助三级医院减轻就诊压力，将常见病、慢性病的诊治工作下放到基层医院进行处理，避免了资源浪费，提高医院就诊效率，另一方面也可增进社区医院与三级医院的技术交流，让社区卫生服务中心的全科医生有机会掌握更多新的医疗技术和前沿信息，以便更好地为患者服务。

（二）进修培训

在玉林社区卫生服务中心发展过程中，领导非常重视并鼓励医务人员参与在岗或脱产进修与培训。

全科医生和全科护士在上岗前都要接受专门的培训，因为在玉林社区卫生服务中心建立之初全科服务还是个崭新的概念，医务人员经过培训初步了解了全科服务的基本理念与服务方式，但很多具体服务内容还需要在实践中逐步摸索。过去十年间，玉林社区卫生服务中心的大多数医务人员都经过了多次岗位培训，医生护士的专业技能有很大程度的提高。

2010年，武侯区人民政府与华西医院签订了一项协议，华西医院义务为区内12家社区卫生服务中心提供业务培训。从事社区卫生服务的医生或护士只要有意愿都可以向自己所在的中心提出申请到华西医院的相关科室进修。

这项协议的签订为从事社区卫生服务的医生护士到三级医院进修学习提供了方便与机会，使社区卫生服务与综合性医院之间的联系更加紧密，并为建立有序的医疗服务秩序打下了基础。

在培训形式方面，除了社区卫生服务中心的医务人员脱产到综合医院进修学习外，中心还邀请了华西医院的专家到中心坐诊，既为社区居民提供了挂号专家门诊的机会，又为中心医务人员提供了在岗培训与学习的机会。

玉林社区卫生服务中心在一楼特设了"导师工作室"，会不定期与华西医院的相关科室联系，请专家来社区卫生服务中心坐诊为社区居民解疑释惑。通过这种形式，专家走出大医院，走进小社区，为全科医生的技术提高提供了很大帮助。

总之，玉林社区卫生服务中心是我国社区卫生服务发展的早期试点，其对社区卫生服务提供与管理模式的探索为全国社区卫生服务的全面推广提供了宝贵的经验。

玉林社区卫生服务中心坚持以需求为导向，为居民提供廉价便民的社区卫生服务。《成都日报》2006年5月31日的一则新闻报道讲述了一位患者（中央民族翻译局西南片区某负责人）对玉林社区卫生服务中心的评价，从中可以感受到玉林社区卫生服务中心在居民心目中的印象，以下是这位患者的讲述。

> 今年（2006）3月6日，我正在北京参加全国两会。由于很劳累，又感冒了，可能又多吃了点蜂糖，一下就病得很厉害，出现了轻度昏迷。到医院抢救时，血糖高得连仪器都测不出来了，还有酸中毒，是糖尿病的急性并发症。3月17日，我回到成都后，到玉林社区卫生服务中心继续治疗，由张医生负责，每天测血糖。她不仅为我治疗，调整用药，在饮食搭配上，哪些不能吃，哪些能吃，吃多少，她都打在电脑上，给我发过来。
>
> 通过我的治病经历，我觉得社区卫生服务对群众来说，真是太方便了。医生医德好、医术也全面，尤其是跟踪服务非常好，对病人很重要。大医院病人多、压力大，不可能把每一个病人照顾得这么仔细、周到。张医生还开讲座，我把单位的同事都请来听。

患者通过比较在大医院与社区卫生服务中心接受服务的经历与感受，表达了对玉林社区卫生服务中心所提供服务的认可。患者从社区卫生服务中获得了方便，这种服务体验具有一定的传播效应，患者邀请自己的同事到玉林社区卫生服务中心听讲座。由病人主动为玉林社区卫生服务中心做宣传，其效果远胜任何其他形式的推广。

第四章 玉林社区卫生服务发展的 组织架构及其文化内涵

合理的组织架构与健全的运行机制是保障组织目标实现的重要基础，这一点在社区卫生服务发展中也不例外。我国的社区卫生服务发展自20世纪90年代中后期以来开展了多种形式与模式的探索。

玉林社区卫生服务中心作为成都市最早的试点之一，由于其成立本身与中加国际合作项目的引入有密切关系，所以其组织架构设计吸收了国际先进的组织理念与良好的运行机制，这为玉林社区卫生服务中心的成功奠定了基础。在此基础上，中心在过去十余年的发展过程中，虽然经历了社区卫生服务政策的变化以及人员尤其是管理层的变动，但其业务量、社区居民的服务满意度等并没有出现大的波动，而是稳步增长与提升，基本实现了员工满意、居民满意、政府满意的目标，成为全国社区卫生工作领域的典型，这也说明了合理的组织架构和健全的运行机制的价值。本章将主要讨论玉林社区卫生服务中心的组织架构及运行机制。

第一节 玉林社区卫生服务中心的组织架构及管理体系

从被选定为我国基层卫生服务新型社区医疗机构的试点开始，经过各方艰苦的努力探索和对新形式新体系的大胆尝试，玉林社区卫生服务中心探索创立了一套较为稳固的组织形式和健全的管理体系。试点的成功使中心成为四川省乃至全国的社区卫生服务中心学习与模仿的榜样，为全国社区卫生服务发展做出了重要贡献。

1999年借助中加项目的引进，玉林社区卫生服务中心试点进入筹备阶段，国家项目办，省、市、区卫生厅、局，玉林街道办事处的相关负责人共同组建了玉林社区卫生服务中心管理委员会。

管理委员会对中心进行全面管理：对中心主任行使任命和罢免权，对中心财务状况进行管理和监督，对中心的业务和服务状况行使监督权。卫生行政部门对中心实行行业管理，不单独对中心行使人事管理权和财务管理权。

玉林社区卫生服务中心的发展离不开管理委员会在成立之初做出的适宜的制度设计和正确的战略规划，特别设计的一套完整协调的组织架构体系和高效的管理运行机制。

2000年中心正式成立，其性质被界定为政府举办的公益性医疗机构，实行差额拨款，自收自支，自负盈亏。在相应的组织架构和人事安排上，中心实行了中心主任负责制下的人员按需设岗的组织管理模式，全员聘用，定岗不定人。

2007年，按照全区（成都市武侯区）的统一部署，中心的单位性质变为全额财政拨款的事业单位，实行"收支两条线"的预算管理方式。

2008年底，武侯区政府结合街道职能的调整，规定所有社区卫生服务中心作为街道办事处的下属机构。社区卫生服务中心主任每周参加街道办事处的例会，对街道办事处的拆迁、节日庆典、计生三查等活动积极配合，派出医护人员开展现场工作。

经过"收支两条线"的改革，玉林社区卫生服务中心的组织架构和管理体系的具体形式有些变化，但其内涵改变不明显，仍然实行中心主任负责制下的人员按需设岗的组织管理模式。

（一）中心主任负责制

中心主任负责制是玉林社区卫生服务中心成立之初确立的一项基本原则。这一原则赋予中心主任充分的人权、财权与事权，中心的主要工作由中心主任全面负责，每半年向管理委员会述职，报告中心运行情况和财务情况，对当前的运行状况进行深入分析，对可能存在的问题提出解决的建议办法。管理委员会一般不干涉中心的日常运行，但对其负有监督、协调和指导的责任，同时负责招聘中心主任并对其进行考核。

中心主任对中心的运行、管理拥有全面的自主权，管理委员会和上级卫生机构基本不参与中心内部员工招聘、制度建设、工作开展等活动，给予中心主任处理具体事务的充分的权力。

对于放权这一点，原武侯区卫生局万局长和现任武侯区分管卫生的安区长都曾讲道："从上级的角度来说，放权是一个很重要的手段，不管做什么事，都不能把下属机构抓得太死，特别是这种探索式的。我们给他们创造条件，能够支持就支持，能够满足就满足。"中心主任负责制使中心主任具有充分权力独立开展工作，提升管理效率，这为中心发展注入了活力，从而使得玉林社区卫生服务的模式特色更加鲜明。

如果中心主任不能保持长期稳定的话，实行中心主任负责制可能会存在这样一个问题，即随着中心主任的更换，管理风格和理念的变化可能会导致中心的发展方向和成长轨迹出现或多或少的改变，进而影响中心服务目标、规划的实现。然而从玉林社区卫生服务中心的发展过程来看，中心主任更换了好几任，但没有因为更换领导而产生业务下滑和人心不稳的状况，而是保持了年年进步的发展态势。究其原因，主要是玉林社区卫生服务中心在探索过程中基本形成了一个稳定的运行格局，有一套完整的管理机制和质量控制标准，各种医疗行为的规范已经形成，管理的思想理念已经确立。另外，玉林社区卫生服务中心作为社区卫生服务发展的旗帜已经被高高竖起，从中央到地方各级政府以及当地老百姓都在关注和关心它，即便是中心主任更换了，其管理与服务的基本思路也是不变的。在放权的同时，管理委员会或上级管理机构认真履行职责，严格把好中心主任的选招关，并在其工作中起到了切实的监督和指导作用，保证了中心朝着正确的方向发展。

实施主任负责制，上级管理机构只需将精力放在选择合适的中心主任上，监督管理中心主任保持正确的方向不偏移，下达任务监督完成即可，减少了很多监管成本。同时由于工作自主性的增强，中心主任会更有能力实施内部管理，减少管理层级之间的浪费。

2007年，武侯区作为成都市社区卫生服务中心"收支两条线"全额预算管理改革的第一个区，全区所有的社区卫生服务中心都实行预算管理。中心主任对于中心资金财产的控制权减弱了，上级部门增强了调控力度，以协调全区不同水平的中心的发展。实行"收支两条线"之后，主任对于中心资产的使用受到限制，购买新型仪器设备都需要向主管部门递交申请报告，待申请获得批准后资金方可下达。这种预算控制是严格的，甚至购买一个婴儿体重秤都需要得到审批。中心主任有时难以在第一时间处理中心的事务，层层审批在一定程度上影响了中心运行的效率。

（二）按需设岗，形成高效组织架构

玉林社区卫生服务中心由中心主任领导，下设副主任和管理者代表，作为中心的管理机构。管理机构根据所涉及的事务设置了三个办公室，分别是业务办公室（业务办）、行政管理办公室（行政办）和质量管理办公室（质管办），三个办公室各司其职，各理其事，同时相互协调完成中心的各项事务。中心坚持按需设岗，为了提高人员配置的效率，避免人浮于事的现象，不同办公室的人员互有交叉，根据岗位需要和人员安排，同一个职工可能会身兼数职。

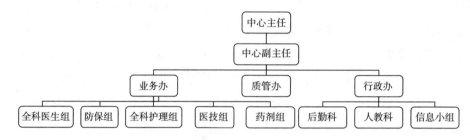

图 3－1　玉林社区卫生服务中心组织架构

业务办公室简称业务办，兼有预防、医疗、保健、康复、健康教育、计划生育技术指导六位一体的功能，下设五个业务小组，分别为全科医生组、防保组、全科护理组、医技组、药剂组。全科医生组负责中心门诊、急诊、双向转诊、门诊手术、计划生育、康复、健康教育等工作的开展及对签约家庭的连续性管理；防保组负责辖区内计划免疫、儿童保健、妇幼访视工作；全科护理组负责导诊，协助医生组、防保组开展社区工作，执行医嘱进行临床治疗；医技组负责进行各项辅助检查、医疗药品器械的购买发放。各组之间以全科医生组为核心，互相配合开展工作，体现团队合作精神。各业务小组工作的目的、范围、职责在相关工作规范中进行具体规定。

行政管理办公室简称行政办，负责中心行政管理工作，包括机构科室设置和人员安排，人员考核、培训和教育，档案收集、汇报、评审，广告、宣传、策划和实施等工作。

中心质量管理办公室简称质管办，由管理者代表 1 人，业务主管 1 人，全

科医生组、全科护理组、医技组、防保组组长各 1 人组成，由质管办主任主持中心质量管理工作。其主要职能有宣传、贯彻国家的各项质量法律、法规；对外购买药品、材料、设备，做好质量管理和验收工作；开展业务工作的统计分析和质量考核工作，提供奖惩依据；组织对差错事故的评审和处置等。

玉林社区卫生服务中心在成立之初就设立了这三大体系，保证了中心的正常运转，每个系统部门发挥自身作用和价值，开展医疗活动，保证服务质量，协调中心的运行。

第二节 创新的人事管理制度

最初开展中加国际项目时，项目组为玉林社区卫生服务中心设计的实施方案与当时的社会大环境有很大差异，甚至理念上存在明显的冲突。其中，中心所采纳的人事管理制度与当时普遍盛行的人事管理制度差异最大，它是一项对传统理念具有明显冲击的较为有力的措施。中心在人事任用方面打破了事业单位的"终身制"，实行全员聘用制，实现服务人员能进能出，能上能下，优胜劣汰，有效地激发了员工的主人翁精神和工作热情，增强了工作的积极性、主动性，产生了竞争意识和危机意识，变"要我干"为"我要干"，从而使工作效率、服务数量和服务质量都得到了明显提高。

（一）实行全员聘用制

玉林社区卫生服务中心成立的筹备工作从 1999 年 9 月开始，先是成立了管理委员会。管理委员会对中心主任的招聘工作全权把关，要求包括中心主任在内的所有中心工作人员都要在全省范围内从社会公开招聘。中心主任作为玉林社区卫生服务中心的第一责任人，肩负着管理协调中心发展的重任，拥有极为充分的人权、财权与事权，能否找到一位称职的、对社区卫生服务发展有真知灼见的中心主任就显得非常关键，玉林社区卫生服务中心通过公开、公正、公平的人才招聘机制去寻觅真正合适的人选。

案例 1 玉林社区卫生服务中心主任的选拔与任用过程

第一任中心主任招聘时，由于当时社区卫生服务的理念基本上是一个雏形，甚至可以说是一个新鲜事物，几位应聘者对社区卫生服务都不是很了解，有人甚至连社区卫生服务的含义都不清楚。如果应聘者连基本概念都不清楚，以后社区卫生服务工作该如何开展是项目组和管理委员会不得不认真考虑的问题。通过公开招聘的形式，项目组、管理委员会没有找到满意的人选。当时应聘的一共有三个人，其中两个根本不知道何为社区卫生，而且也没有系统的医疗机构管理经验，另一个是原来妇幼保健院的办公室主任，她起码具有一点相关的医疗管理经验，管理委员会认为她的能力相对比较强，就聘她为第一任中心主任。

第一任主任的招聘可以说是一种新的形式上的探索，但是因为当时人们普遍对社区卫生的概念把握不准，第一任中心主任在工作开展中存在一些问题，无法按时完成项目组下达的任务，几个月后，管委会产生了换人的想法。

田军是第二任中心主任，当时是卫生局防保科长，也是玉林中加项目的推动者之一，他在借调到卫生部期间将中加项目引入了成都，将试点定在玉林社区，对于整个项目的运行和社区卫生的理念都有一个比较全面的认识。在第一任主任被解聘后，田军主动请缨，提出到玉林社区卫生服务中心担任主任。田军的背景及能力得到相关各方的认可，在通报了中加项目组、省市相关部门之后，田军由卫生局防保科长调任玉林社区卫生服务中心主任。

第三任主任是招聘的新华医院的本科生，刚来中心时是医生，因为工作能力比较强，一步一步晋升为主任。在经过了初期的调整之后，中心主任的招聘工作开始慢慢步入正轨。中加项目结束后，管理委员会不再存在，中心主任招聘逐步过渡为由人事局公开招聘，实行内外招聘相结合，内部选拔为主，外部招聘做补充的方式，中心主任任期三年。

在中心主任任职之后，中心的服务人员由主任聘用，实行系统内外招聘相结合的方式，聘期一至三年。通过在报纸、网络等媒体刊登招聘广告，中心面向社会公开招聘，择优录取，以满足社区卫生服务的需求为标准录用人才，改变了基层医疗机构的人员素质和结构。

玉林社区卫生服务中心在成立之初引进了全科医生的理念，当时，人们对于全科医生、全科服务的了解甚少，想要找到有意愿、有能力从事全科服务的人才是相当难的。很多医疗工作者认为全科医生是一个没有前途的工作，不如专攻一个科室、一项技能来得快来得精。同时也很少有人能够讲出全科服务到底是干什么的，需要什么样的技能。在这种情况下，玉林社区卫生服务中心在报纸上刊登招聘广告，同时进行宣传。招聘全科医生时，也主要选择具有"万金油"特性的人，为以后全科服务的开展奠定基础。很多新招来的人是从企业医院或基层医院选拔来的，这些人本身就长期从事各种疾病的诊治工作，是医疗服务的"万金油"，在进行全科服务转换时更容易实现身份的转变，有利于全科服务的开展。

中心成立之初，原武侯区妇幼保健院应聘 6 人，原武侯区中医院应聘 4 人，社会招聘 14 人，其中有的是从基层医院选拔的，有的是退休返聘的，有的是从企业医院来的，也有从大医院来的。中心人员中，全科医生有 6 人，儿保、妇科医生各 1 人，护士 4 人，会计、出纳各 1 人，检验 2 人。医生学历为大专和本科，护士、检验、财会为中专，防保人员基本无学历。

刁医生是玉林社区卫生服务中心的元老级医生，1999 年中心筹备成立时招聘进来，当时刁医生已经先后在一家市级医院和一家事业单位医务室工作过多年，积累了相当丰富的临床工作经验，而且因为是在企业的医务室工作，接触过各种头疼脑热、感冒发烧之类的常见病、多发病，对于这类疾病的诊疗相当熟悉。看了中心的招聘广告后，刁医生报名参加考试，并顺利通过了笔试、面试，成为玉林社区卫生服务中心第一批培养的准全科医生。

经过多年的发展完善，玉林社区卫生服务中心的员工聘任制度实施效果良好，始终坚持社会公开招聘，择优录取人才的原则，为中心输入了大量的新鲜血液，保证了高质量的人才队伍供给。

（二）岗位管理机制

2000 年中心成立之初，卫生局将其定为空编管理的事业单位，除妇幼保健院的老职工享有原来单位的事业编制以外，所有新招员工都实行合同管理，根据工作情况和年终考评结果续签合同，不享有事业单位编制。中心根据实际情况，各级管理岗位、工作岗位一律竞争上岗，评聘分开，可以低职高聘，也可以高职低聘，不称职的随时可以调整。中心员工实行同工同酬，其待遇按照所在岗位执行，变以往人员的身份管理为岗位管理。

这一观念打破了以前事业单位"铁饭碗""旱涝保收"的状况，非常前卫，给人们以很大冲击。同工同酬、绩效考核机制，能上能下的用人机制以及岗位末位淘汰机制的实施，将公平、竞争的理念引入社区卫生服务，激励员工通过提供更大量、更便捷、更优质的服务，从而获得更高的收入和更大的晋升空间。只要是在同一岗位提供了同样高效、同样数目的服务，所得也应当一样，不存在有编和无编的差别。同时在工作中表现不好、不适宜在中心工作的员工也有随时被辞退的可能，这更进一步促使职工在工作中时刻注意提高自身的业务能力和管理能力，使中心能够保持积极的工作氛围和良性的工作循环。

（1）同工同酬

同工同酬在中心成立之初就基本实现了。当时的玉林社区卫生服务中心是一个空编单位，在中心工作不享受事业单位编制。所有员工均须竞聘上岗，不管是否享有编制，只要工作的岗位、职级、内容相同，都"同工同酬"——不仅工资待遇相同，社保、福利等也一视同仁。成立之时由妇幼保健院转来的人员，虽然仍保有原单位的编制，但管理方式和薪酬发放都和招聘来的人一样，实行岗位管理。不论是否在编，所有人都以岗位工资为标准，原来的档案工资只作为退休时的工资参照，工作期间待遇一律相同，包括工资、奖金、福利和社会保险。非在编人员享有同样的社保、公积金、互助保险、补助保险。在当时的社会背景下，这是一个相当勇敢和超前的探索，时至今日也仍然具有先进性和示范作用，充分体现了按劳分配的原则。

案例 2　同工同酬

第一任主任来自妇幼保健院。她讲道，当时在保健院时，在 26 个正式职工之外招聘了六七个没有编制的医生护士。他们和正式员工的待遇相比相差很大，正式职工拿三千，招聘员工只能拿到三百；单位发福利，正式的拿得很多，油、糖、大米，招聘的就是一包洗衣粉——干着一样的活，出着一样的力，但是最后的待遇差距相当大。而在玉林社区卫生服务中心成立之初，保健院留下的 5 个同志保留了原来的编制，从身份上看，这 5 个人还算是"铁饭碗"，但是待遇已经完全和非在编的人员一样了。其他的人员都是招聘的，所有员工在工作中一视同仁，同工同酬。大家心情都非常好，做起事情来特别有劲，不拖沓不推诿，听指挥听安排，上级来任务，医生护士一得到通知，马上就去做了。工作中也有很强的自主性，各项工作都完成得很快很好，那时候员工的心情真的是不一样，对工作的态度也就不一样。

作为中心管理者，管理工作的开展也轻松得多。"以前在保健院的时候，院长也算老资格了，工作能力挺不错的，和员工的关系也挺好的，但是底下人还是经常跟他吵架、顶嘴，各种事情都做得出来，员工工作态度相当消极倦怠。而在玉林社区卫生服务中心的情况就不一样了，真的不一样了，管理轻松得多。"

同工同酬能够在玉林社区卫生服务中心得以顺利实施并长期坚持是因为中心有其得天独厚的优势。玉林社区卫生服务中心在成立之时碰到的阻力相对较小：中心内有正式编制的人员只有 6 个，而且在编人员都是自愿留下，对于社区卫生事业抱有理想和激情，"都是年轻小伙子，只一心想干出一番事业"，对于付出所得都不计较，对于待遇和非在编职工是否一样也不看重，所以在贯彻实施中基本不存在人员思想问题。

同工同酬的实现凝聚了全中心的奋斗精神，激发了员工的工作热情和积极性，服务数量得到了提升，质量得到了改善，形成了良好的工作氛围和风气，减轻了管理层的压力，对中心的快速发展起到了相当大的推动作用。随着成都市武侯区对社区卫生服务中心功能定位的调整，玉林社区卫生服务中心获得了一定数量的事业单位编制指标，近年来拥有编制的员工人数在逐年增加，但中心从成立之初所实行的同工同酬的理念始终持续着，并继续发挥着巨大的作用。

玉林社区卫生服务中心的成功模式首先在成都市武侯区全区范围内推广，各新近成立或者实施改革的社区卫生服务中心纷纷效仿玉林社区卫生服务中心的模式，日益完善同工同酬制度。但在具体运行过程中，一些中心遇到了困难和阻力，正式员工有很多不满：为什么我是国家的人，是正式员工，却要和非在编的员工拿一样的待遇，没有任何优势可言？这说明模式转变不是一朝一夕的事情，需要有一个广泛认同与接受的过程。

（2）能进能出、能上能下的用人制度

能进能出，"我能要你，你也能走"，双向选择。玉林社区卫生服务中心充分尊重服务员工进出自由的权利。如果员工在中心工作感到不满意、不合适，可以提出辞职，在合同规定的时间内即可离职。中心实施了员工合同制管理，一年或三年续签合同，为能进能出的制度提供了有效的法律保证。

在中心刚建立时，妇幼保健院和人民医院的老职工可以选择来中心工作，为了留住人才，中心承诺这些自愿来中心工作的人员半年的选择期，这期间如果不想从事社区卫生服务工作，可以重新回到原来的工作岗位，半年之后仍愿留下的成为中心正式员工，任免辞职按照正常的法律手续执行。经过半年的选择期，这些来到中心的医生护士一个都没有离开，都选择留在社区卫生服务中心。而在中心后来几年的快速发展中，基本没有出现过因为在中心工作不满意而提出辞职的员工。这种自由选择的权利是玉林社区卫生服务中心对其发展实力的自信体现，也正是玉林社区卫生服务中心独特的魅力使得员工能够在退留选择上都留在了玉林。

在访谈中我们发现，"收支两条线"改革给玉林社区卫生服务中心的发展造成一定的负面影响。社区卫生服务工作量急速增多，但业务收入增长相对趋缓，员工的付出与收入不匹配的矛盾逐步凸显，中心开始面临员工离职的压力，有些员工选择离开玉林到工作量相对小的中心去。玉林社区卫生服务中心始终对离职员工不阻挠不设卡，坚持尊重员工的自由选择权，通过加强自身建设，增大和上级卫生主管部门的协调力度来增强自身的吸引力，留住人才。

能上能下，举贤任能，选择合适的员工担任合适的岗位工作。玉林社区卫生服务中心的每一个岗位都对职工敞开，只要有能力胜任该岗位的工作，就可以举贤任之。中心的管理人员基本都是从一线岗位调任或兼任的，具有管理才能就可以负责中心大大小小事务的管理工作，包括全科团队长、医技科室负责人以及行政管理人员等岗位。当然，如果在工作中发现员工不适合某个岗位，能力和其岗位职责有差距，也可以调离乃至撤职。职务任命不是一成不变的，时刻随着工作的需要和职工能力的变化而改变，中心力图将所有员工的能动性发挥到最大限度，在最适宜的岗位上提供最大的服务产出。

案例 3

中心的第三任主任和现任高主任原来都是玉林社区卫生服务中心的普通医生，因为在医疗工作中表现出了较强的管理协调能力，"医而优则仕"，被逐层提拔到中心主任的岗位上来。中心的各个岗位都选贤任之，"不拘一格降人才"，很多优秀的管理人才均来自社区卫生服务一线，他们有的还身兼数职，在做好自己本职社区卫生服务工作的同时分管部门之间的医疗协调和质控工作，充分体现了自身的价值，为中心工作的顺利开展献计献策，添砖添瓦。

但是有时选择业务骨干做管理者也会出现问题，有些医生，专业与技术很强，却未必能胜任管理岗位。这时也要及时调整，"能下"也是相当重要的一个方面。

玉林社区卫生服务中心有一个护士，非常优秀，技术、修养、群众基础都非常好，当时恰好有一个护士长的职位空缺，就把她提上来做代理护士长。她原来做护士很优秀，但是当了代理护士长以后，做管理有点捉襟见肘，事情不太会安排，管理跟不上，她自己觉得很吃力。半年之后问题逐渐暴露，中心就马上进行了调整，又将她重新调回当护士了。后来中心搬到新址之后，办公室主任调到卫生局去挂职，管理层一直觉得这个护士还是有一定才能的，就想再给她一次机会，将她又调上来到办公室工作。但是后来还是感觉她确实不适应管理工作，就将她调到防保科预防保健组负责带教，最后证明她做这方面的工作就做得得心应手，每次讲课她的评价总是最高的。经过这三次的工作调整，两下三上，这名护士终于找到了自己最适宜的工作岗位，不仅胜任该工作，还在工作中找到了自我认同感和满足感，同时也为中心创造出了更高的价值。

玉林社区卫生服务中心通过能上能下的用人机制，将优秀的人放在最合适的位置，充分调动了人员的工作热情和积极性，尽可能发挥出每一个员工的主观能动性，将工作效果明显化最大化，这又是玉林社区一次成功的探索。

（3）末位淘汰制度

玉林社区卫生服务中心实行末位淘汰制，通过中心内部的质量控制体系和绩效考核体系每月对所有员工进行统一的考核排序，在同等工作条件、工作背景下，如果连续排在末位，中心会予以警示，如果在警示之后工作仍然不见起色，中心会考虑予以辞退。如果是招聘的人员，可以直接辞退，如果是在编人员，警示之后工作效果、态度等仍没有改善则通过让其待岗、内退等方式使其脱离社区卫生服务工作。

自中心设立至2007年，中心对责任心不强、不能胜任工作的人员予以解聘，共辞退员工 9 名，建立了"优者进、劣者去"的人事管理制度。

末位淘汰也并非处于末位就一定要淘汰，首先要考虑到疾病、开会外出等特殊原因导致的工作量下降，一般是连续三个月考核都排在最后，才要考虑其中存在的问题；其次还是要考虑到衡量标准的问题，中心招聘条件一样，招进来的员工基本素养比较一致，考核办法也是一样的，如果大家的水平相差不多，比如管理糖尿病病人，一般都管理 100 个左右，末位管理 90 个也还是属于同一水平，但是如果和平均水平相差过多则说明员工自身存在一定的问题。同样的，现在中心医生和护士相互配对成为一个团队，如果这个团队反映某人工作态度不好，水平不到位，投诉比较多，换到下一个团队仍然存在这样的反映，如果连续几个团队都不认可，那这个员工必然存在问题。末位淘汰是一个灵活的综合性评估机制。

玉林社区卫生服务中心试点取得成效后，2007 年成都市武侯区由政府人事部门确定各个社区卫生服务中心成为独立法人编制的事业单位，核定各机构的人员配备数量，由财政部门全额拨付各中心所需的工作经费。至 2007 年，全区核定服务中心工作人员 403 人，服务站工作人员 107 人。各个社区推广了玉林社区卫生服务中心的成功经验，全面推行了主任负责制、全员聘用制、绩效考核制、岗位工资制，基本建立起了人员能进能出、收入能高能低、职位能上能下的用人制度，促进社区卫生服务中心的服务效率和服务质量不断提高，在市场机制的运作下实现公益性。

第三节　完善的人才培养机制

玉林社区卫生服务中心从建立之初就非常重视中心人员的技术培养和技能提高，通过试行和调整，建立了《技术人员培训管理制度》，对员工进行技术培训、继续教育给予政策上的规定和支持，同时从激励机制上予以鼓励。经过多年的努力，玉林社区卫生服务中心已经建立起一套完善的人才培养机制，职工入职之后先后通过岗前培训、老帮新以及继续教育等环节完成一个连续的人才培养过程。

抓好岗前培训，把好入口关。员工进入中心要经过至少 3 个月的短期集中培训，在培训过后参加基本医学知识笔试、病例分析笔试和口试、临床技能实践考试等，通过之后才予以正式录用。所有新进入社区卫生服务中心的各种专业技术人员，都要进行岗前培训，内容包括各类管理制度，占40%，组织结构、各部门职责、部门之间的联系和协作、组织文化和组织价值观及服务模式，占40%，必要的专业知识，占20%。

"教学相长"，创造连续性学习氛围。 在玉林社区卫生服务中心，每一个员工都受到重视，并得到充分的培养。新员工来到中心都会有一个由业务骨干担任的带教老师，手把手地将社区卫生服务的理念、中心的规章制度、开展社区卫生服务所需要的技能传授给他们。

案例 4

钟璐刚来中心时被分到了预防保健科，带教人就是防保科科长杨梅兰。第一天上班，她就向钟璐讲了很多中心的规定：因故迟到要电话请假、不能因私事占用中心业务电话、对待居民要耐心、不能跟就诊的居民争吵等等，最重要的是"我们从事计划免疫工作，一定要非常细心。一旦出错，危及的可能就是小孩的生命安全"。在计划免疫室工作，预防接种是必不可少的技能，但钟璐在学校有限的临床实习期从未接触过预防注射。杨科长似乎也看出了她的担心，向她传授了一个小"秘诀"：用萝卜当人的胳膊练习注射。听起来可能有些逗笑，但这在后来的实践工作中的确帮助颇大。平日有空，杨科长还会让新员工用空针吸安瓿中的水来练习操作。从教学工作的秘诀到社区护理的实践，这些知识让钟璐顺利地通过了区疾控接种人员上岗考核。

强化继续教育，培养合格的社区卫生人才。 加强继续教育，侧重社区服务技能培训，促进服务人员思想观念和服务模式的转变；通过理论培训和工作讨论，让服务人员逐步树立起社区卫生服务的意识。

在玉林社区卫生服务中心，继续教育的形式有以下五种：有计划地安排人员外出进修、参观学习，开阔职工的眼界，了解外地本专业发展动态；每月安排一次业务学习，师资有时是中心各不同专业的医生，有时是上级医疗或教学机构的专家，有时各专业组分别组织业务学习；参加区卫生系统每年两次的继续教育考试，要求每个专业技术人员至少参加一次；每年安排一次医务人员"三基三严"考试；安排人员积极参加省区市有关机构举办的学术讲座和学术活动以获得学分。

玉林社区卫生服务中心和华西医院通过开展各种项目的协助合作，建立了良好的互动关系，华西医院也认识到社区卫生服务中心作为它的资料库，是它重要的市场开拓力量，给中心提供了一定的技术支持。华西医院帮助玉林社区卫生服务中心做医生培训，由他们来负责安排，中心的医生去进修也不需交钱。如果在工作中出现什么问题，也可以向他们的医生请教，十分方便。这种培训沟通交流机制，使中心的医生能够不断完善自己的医疗知识体系，增加临床经验，同时实时掌握医疗的新动态，对于人才的继续培养起到了很好的作用。

借鉴这一经验，2010年成都市武侯区将全区范围内所有的社区卫生服务中心与华西医院签约，实行了社区中心和三级医院之间的协同服务模式，在全区内推行玉林模式，通过签约，各社区卫生服务中心和华西医院之间的关系更为密切了，中心医务人员的培训也更加规范化和系统化。

玉林社区卫生服务中心非常重视员工的学习深造，也鼓励优秀员工经常走出玉林到其他先进单位学习经验。一般员工代表中心出去学习，外出进修期间的工资不会受到影响，奖金发50%行政奖。如果需要，单位为外派学习员工支付学习费用。这些措施提高了员工外出学习的积极性。学习完之后在中心进行业务学习和教育讲课的人员还会得到奖励，中心鼓励出去学习的人将先进思想和经验教训与大家一起分享。

尽管社区服务工作繁忙，中心仍然尽力安排员工参加培训。如果因为参加培训而影响了业务考核，通常采用加分的方式予以补偿，进修15天以下的每天加一定分数，由组长决定给其加上的分数，15天以上的可以获得平均奖。这种措施解除了进修员工的后顾之忧，形成了人人争先上进的氛围，以争取外出学习的机会来提高业务能力。

通过为优秀员工提供培训、学习深造以及职位晋升的机会，使其自觉将个人职业生涯规划与组织的发展规划相统一，使个人目标与组织目标相统一，玉林社区卫生服务中心已成为全武侯区的人才储备基地，已为全区社区卫生服务中心输出干部多人，截至2007年，已有3名优秀护理人员到其他社区卫生服务中心担任副主任等领导。

第四节　高效的行政管理机制

(一) 信息技术应用管理

在中加国际项目组的指导下，玉林社区卫生服务中心自成立之时就非常重视信息技术在社区卫生服务中的应用，开展无纸化工作，通过计算机信息系统的推广和使用，从医生的实际使用需求出发，提高了工作效率，便捷了诊疗过程，建立了居民电子档案系统，为开展全科社区服务打下了良好的基础。

按照中加国际项目组的设计，玉林社区卫生服务中心从妇幼保健院改建装修时建立网络系统，布设网线，搭建局域网，购买计算机，保证业务科室都有计算机和网络覆盖。当时使用的是清华同方的刚正系统，这是专业技术人员专门为玉林社区卫生服务中心设计的软件，设计者对使用者进行培训，通过收集实际使用中存在的问题对系统进行调控和完善。

玉林社区卫生服务中心所有新进人员都要接受相关培训，熟悉使用这一信息技术工作平台。年龄较大的医生学习使用电脑确实有不少困难，因为没有任何基础与经验，必须从最基本的输入法开始学起。有些人不会拼音，就学五笔，慢慢练习使用。经过一个时期培训、日常应用和业余时间练习，玉林社区卫生服务中心的员工基本都可以熟练使用这一工作系统。

尽管这套信息管理系统是专门为玉林社区卫生服务中心设计的，但由于社区卫生服务处于摸索阶段，一些功能尚不确定，因此在使用过程中遇到了不少问题，技术人员在系统安装和初步运行阶段常驻在玉林社区卫生服务中心，以便及时响应用户要求并对系统进行调整。经过反复的反馈和修改，信息管理系统基本实现稳定运行，这套信息管理系统首先在武侯区的社区卫生服务中心得到推广使用，后来随着玉林社区卫生服务在全国范围的影响逐步扩大，国内一些社区卫生服务中心也借鉴或直接复制使用了玉林社区卫生服务管理系统。

信息管理系统几乎覆盖了玉林社区卫生服务中心所提供服务的各个环节，从导诊台开始就进入系统，非常方便，医生开处方、建立电子病历、检验结果、开药收费都是一气呵成，十分顺畅。现在电子信息系统已经成为社区医生护士开展社区卫生服务不可或缺的工具了。通过信息管理系统为居民建立电子档案，与社区医生签约的居民的相关信息都保存在计算机系统里，信息系统不仅保存了居民的相关信息而且具有服务提醒功能，如需要定期下社区进行的访视，或者慢性病病人需要定期来中心的检查复诊，如果时间快到了电子档案就会泛红进行提示，将病人的访视监管工作真正落到了实处。

信息系统的应用使居民到社区卫生服务中心看病更加方便，病人一到中心就诊，通过挂号进入系统，挂号之后到诊室，医生完成相关的检查与诊断后就可在电脑上开具电子处方，收费处和药房立刻会接收到电子处方，收费处据此收费，药房将电子处方开具的药品提前准备好，待系统显示病人完成付费后，即可通知病人前来取药了，非常便捷。

信息系统的日常维护是由玉林社区卫生服务中心组织有一定计算机技术基础的员工组成的信息管理小组来完成的。信息管理小组负责定期对中心的信息管理系统进行维护，如果出现难以解决的问题及时反馈给系统开发公司，他们会派技术人员来解决问题。信息管理小组对中心电脑的监控，保证了电子信息系统的正常运行，在中心的社区卫生服务工作中发挥了积极的作用。

案例 5

黄德全是中心化验室的一名医生，同时也是玉林社区卫生服务中心信息管理小组的一名骨干成员。他刚进玉林社区卫生服务中心工作时就认识了负责网络管理的王主任，闲暇时他谈到了一些电脑方面的知识，王主任便经常叫他协助处理一些电脑维护方面的工作，向他介绍中心网络情况，就这样黄德全开始了本职工作以外的"兼职"——电脑维护工作。

随着中心的发展，电脑数量由20多台逐步增长到了30多台，时间长了，电脑系统会积累一些问题而影响医务人员正常开展工作。2007年玉林社区卫生服务中心正式成立了信息小组，负责中心所有与电子信息有关的工作。小组成立之初面临很多困难：不完全熟悉中心所有的信息系统、电脑知识欠缺、缺少和同事沟通的桥梁、中心电子设备多不知从何下手等。小组成员认真学习电脑知识，详细了解中心信息系统和电子设备，了解各位医生、护士对信息方面的需求，写出了信息小组工作概要，就这样正式开始了信息小组的工作。

黄德全说他清楚地记得他们当时做的第一件事情，就是给所有计算机打扫卫生，清理机箱。而中心的所有电脑也由当初没有人管理杀毒到现在坚持每月升级杀毒软件并全面杀毒一次、小组内分区域管理等，一旦出现问题就及时解决，比如更换鼠标键盘、重新安装系统、检查分析是哪台电脑出现问题、重新为医生安装一些实用小软件等。

了解到中心同事们对电脑基础知识学习的渴望，信息管理小组查阅和学习了一些电脑方面的知识，总结制作出了一系列关于电脑基础知识的PPT，给同事们讲解，共同学习共同进步。由于同事们年龄差距大、电脑知识水平高低不一，在讲解的时候总有人听不懂，后来信息管理小组采用了分组讲解的办法，收到了很好的效果。

（二）质量控制机制

玉林模式能够取得成功，质控系统功不可没。中心成立之初就引入了质量控制体系ISO 9001，它在玉林社区卫生服务中心的管理和发展过程中发挥了举足轻重的作用。一方面，医疗行为得以控制，各个岗位的工作变得更标准和规范化；另一方面，绩效评估操作起来更细致、更有效率，有效激励了社区卫生服务中心员工的积极性，管理上有制度的依据和保障，管理不再依赖于领导，有利于社区卫生服务中心业务的规范化发展。

玉林社区卫生服务中心是国内首家采用质量控制管理体系对医疗活动进行控制管理的社区卫生服务机构，经过十年的调整完善，玉林的质量控制体系已经相当成熟。

质量控制体系伴随玉林社区卫生服务中心建立、成长和不断完善，中心通过质量控制体系实现了保证服务质量以及不断提升医疗技术水平的理念。

鉴于质量控制体系在玉林社区卫生服务发展中所起的重要作用，本书将在后面相关章节专门介绍与论述。

（三）激励机制

玉林社区卫生服务中心的内部激励机制体现在以薪酬设计为核心的分配激励、以人才晋升机制为主的发展激励和中心主任风险目标抵押的责任激励三方面。

分配激励是把员工薪酬与绩效或贡献直接联系起来。玉林社区卫生服务中心"按劳分配、效率优先，以绩效工资为主、兼顾岗位工资"的薪酬设计，使工资报酬能够真正体现劳动、技术和管理要素的价值。内部绩效考核工作充分体现了多劳多得、干好多得、奖勤罚懒的分配原则，充分激发了员工的工作积极性和主动性，提高了工作效率；同时引导工作人员强化主动服务、健康管理的意识，促进了工作重心向注重提高居民总体健康水平转变。绩效工资的实施不仅实现了政府要求的"一高三降"（门急诊量升高、次均费用下降、单处方费用下降、每床日费用下降）的目标，同时提高了中心人员的积极性，提升了服务质量和工作效率，提高了服务满意度，得到了居民的认可和信任。

发展激励主要指为优秀员工提供培训、学习深造以及职位晋升的机会。为优秀员工创造培训和学习进修的机会，鼓励社区医生参加全科医学考试，取得全科职业资格，强化全科服务技能。给员工以晋升的机会，对业务优秀的员工予以提拔，使其自觉将个人职业生涯规划与组织的发展规划相结合，使个人目标与组织目标的实现一致起来，在实现个人晋升的同时也为中心的发展献力献策，贡献力量。

责任激励主要是通过各种方法使员工在工作中得到自身价值的实现，通过自我实现的满足感使其焕发出更强烈的工作热情。给优秀员工具有挑战性的工作，给予他们明确且具有压力的职责，增强其责任感与使命感，激励他们对组织做出更多的贡献。

和质量控制机制一样，激励机制也是玉林社区卫生服务中心得以高效发展的一个极其重要的因素，有关激励机制的具体内容本书将在后面章节详细叙述。

第五节　玉林社区卫生服务中心的文化建设

组织文化是在现代化大生产与市场经济发展基础上逐步产生的一种以现代科学管理为基础的新型管理理论和管理思想，是全体员工在创业和发展过程中培育形成并共同遵守的最高目标、价值标准、基本信念和行为规范的总和。与传统组织管理相比，现代管理比较注重组织文化建设，因为良好文化氛围的形成有助于组织目标的实现，又能保持和谐的人际关系。

玉林社区卫生服务中心借中加国际项目之机，及时引进了国际先进的管理理念，注重组织文化建设，变冷冰冰的科层式管理为具有人文关怀的新型现代管理，通过加强文化建设提升了社区卫生服务中心的凝聚力、竞争力和创造力。

（一）凝聚力建设

玉林社区卫生服务中心在制度设计和具体实践过程中非常重视凝聚力建设，通过文化建设让每一个员工自觉将个人的职业发展融入社区卫生服务中心的总体目标，以中心的价值目标来规范自身的行为。个人发展与社区卫生服务中心的发展是密切相关的，中心总体目标的实现是每个员工共同努力的结果，中心为每个员工的发展也创造了基本条件，这增强了员工的主人翁意识，使每个员工对中心都具有很强的归属感。

玉林社区卫生服务中心在短期内取得了明显的成就，成为全国社区卫生服务发展的先进典型，极大地增强了员工的荣誉感、归属感和自我实现的满足感，大多数员工认为在中心工作真正体现了一个社区卫生服务工作者的自身价值，认为在中心的工作是幸福而开心的，是和谐而团结的。员工自发产生了工作热情，在实现自我期望的同时为中心的发展献出了能量，为玉林的发展献策献力、增光添彩。所有的能量凝聚在一起形成了一股合力，就是玉林社区卫生服务中心的凝聚力。

案例 6

归属感、荣誉感

在 2008 年成都市创建文明城市活动中，中心全体职工主动利用自己的休息时间，进行入户宣传以提高社区卫生服务中心的知晓率，努力通过社区卫生服务中心的工作让居民满意。高主任印象深刻，当时汶川地震之时，本来是中心的午休时间，但是当时大家都围坐在一起折叠下社区的宣传资料，以便下班后入户到那些白天上班的居民家中，宣传中心的服务时间和服务内容。大家对中心的应急和临时性工作安排积极主动配合，让高主任为之动容，她说：“我从来没把自己定位成领导。区长可以命令式地分配局长干活，局长命令式地让主任干活，但是主任不能命令式地让医生干活。”

玉林社区卫生服务中心就是有这样一股力量，强烈的归属感和集体荣誉感将全部人员凝聚在一起形成合力，产生出巨大的主观能动性，这也正是在实施了"收支两条线"改革之后玉林面临重重困难还能保持增长始终领先的一个重要原因。

价值体现

玉林经过十年时间得到了外部居民的认可，中心工作人员的价值认可度也很高。在这里，有着充分展示才能的机会。只要有思想，积极进取，就有表现的机会。想锻炼口才锻炼胆识，可以带教学生、在中心内部讲课、开办健康教育讲座；想提高写作能力、发表文章，可以申请项目，撰写论文；想锻炼组织管理能力，可以负责管理项目……

儿科医生何君妮表示曾经有过失落感，因为每天看的都是感冒、发烧、拉肚子这些小毛病。后来她明白了，人一辈子有多少次大病呢？只要能让社区老百姓花更少的钱，受更少的罪就能解决问题，就是一种成功。中心给了她一个展示的舞台，一个学以致用的机会，给了她自信。人都喜欢听到肯定、赞赏的评价，而居民在她那里获得益处以后会毫不吝啬地表达他们的赞美。这就是辛苦付出的收获。在这里，你充分体会到平等、友爱、和谐。这里大家团结一心，积极向上，互相帮助，相互关爱，就像一个大家庭。没有领导与下属之间严肃的指令与说教，没有先来者对后来者的指手画脚，只有前辈对后辈善意的教导。

（二）创造力建设

玉林社区卫生服务中心从成立之初就被确立为中国社区卫生服务试点之一。当时国内医疗卫生界对于社区卫生服务的理念认识尚未成型，"社区卫生服务"对于大多数人来说，都还仅仅停留在对名称的初步感知上，甚至连要做什么都还没有确定，更别说要怎么做了。这需要玉林人自己去探索、去实践。

作为国内首批试点单位之一，玉林社区卫生服务中心肩上的担子是沉重的，是具有开创意义的，所以玉林人形成了一种探索创新、勇于尝试的精神。社区卫生服务没有界定内涵，玉林人就借鉴中加项目的国外先进经验，并适当调整以适应中国国情和玉林社区的实际情况，在成立之初就提出社区卫生服务中心要设置全科诊室，培养全科医生，提供全科服务的建设方向，基本奠定了全科服务理念。为提高社区卫生服务在社区居民中的认知度，管理委员会建议社区卫生服务中心要有自己的标识，于是项目组和中心成员集思广益，设计了玉林社区卫生服务中心的标识，由"三口之家、房子、四心十字"组成，寓意社区卫生服务是为家庭健康提供服务的，而这一标识实际上是目前全国社区卫生服务中心统一标识的原型。

玉林社区卫生服务中心非常重视对员工的科研素质和应用技能的培养，鼓励员工积极探索社区卫生研究的前沿领域，大力支持员工申请国家、省、区、市级的科研项目，探索我国社区卫生的发展之路，其中不乏很多具有独创精神的实践项目。除了中加、中英项目以外，玉林社区还成功申请了"中国糖尿病管理模式探索项目"、2006年科技部"十五"攻关课题"社区卫生服务模式研究"、卫生部"维持健康体重和血压管理关键技术"项目、"中国社区卫生协会适宜技术"项目、2009年中国社区卫生协会"社区2型糖尿病病例管理、管理水平评价"项目等诸多国家、省、部级科研项目。通过这种途径，玉林人获得了当前最及时的社区卫生政策和最先进的理念，从而使整个中心焕发出巨大的创造力，不断产生新鲜的思想和切实有用的改革方法，以适应社会的发展变化、国家政策的调整以及社区卫生的实际需要。

（三）竞争力建设

竞争力是参与者双方或多方的一种角逐或比较而体现出来的综合能力，它是一种相对指标，必须通过竞争才能表现出来，所以重点是产生竞争进而体现优势，形成自身的竞争力。玉林社区卫生服务中心自成立之初就在中心内部创造了员工的竞争机制，通过员工之间的竞争使得玉林社区卫生服务中心在和包括私人诊所以及其他医疗机构在内的外部医疗市场抗衡中发挥了自身的优势力量，表现出极强的市场竞争力。

玉林社区卫生服务中心的内部竞争机制主要表现在能上能下、能进能出以及末位淘汰的人员岗位管理制度上，它激励着员工努力工作，不断提高自身的技术能力和业务水平，优化服务态度，改善服务质量。只有这样才能得到患者的认可，进而通过中心的质量考评，获得应得的薪酬工资、奖励乃至晋升机会。

在内部竞争机制的促使下，就诊患者的满意度得到了保证，患者口口相传，中心必然会得到更多居民的关注和认可，在激烈的市场竞争中获得优势。

同时玉林社区卫生服务中心的发展始终遵循着市场的需求轨迹，供给满足需求，市场有什么需求就提供什么样的服务，在成立之初玉林由于社区卫生的理念不被广大群众熟悉和认可，前来就诊的患者比较少，同时苦于资金压力，玉林的发展受到了挑战。这时，玉林发现街道居委会有管理扶助老年人的需要，主动联系街道将老年人的体检、健康管理和宣教的任务承担下来，才得到了街道给予的 10 万元资金支持。玉林就是以市场的需求为导向，时刻把探索市场需求作为重点，将老年人健康管理首先作为重点考虑对象，才能抓住先机，获得街道的支持。

（四）以人为本的文化建设

玉林社区卫生服务中心从成立之初就非常重视"以人为本"的文化内涵建设，在中心的建立、组织机制的设计以及服务模式的提出等各项环节时刻注意并体现着这一点，总体来看表现在对中心内部的医务人员以及对就诊患者两个维度上。

1. 玉林社区卫生服务中心始终坚持"医务人员是中心发展之本"，积极为人力资源价值的提升创造条件

正像上文中所描述总结的，玉林社区卫生服务中心十分重视给予医务人员充分的尊重，各项制度模式的制定实施过程无处不体现着中心对医生工作的支持和对其发展的重视。

玉林社区卫生服务中心的全科诊室具有强烈的玉林特色，与普通的社区卫生服务中心不同，这里的全科诊室不是分科室，也不是按序号排列（全科门诊1 室、全科门诊 2 室……），而是按照家庭医生的姓名来区分表示，每个诊室的门口都挂有"家庭医生×××为您服务"的牌子及该医生的照片，不特别注明该医生的职称职务，即不以职称职务引导患者就诊，医生在此工作会产生一种平等感和被认可的感觉。在这里冷冰冰的医患关系被转变为医生和患者之间的平等关系。

玉林社区卫生服务中心为医务人员创造继续教育的机会，并为医务人员参加继续教育提供便利。很多培训学习都是在院外或外地，势必会对工作的开展产生一定的影响，完成工作计划指标可能会有困难。对此，中心为了保障医务人员的技术提升和自我能力的提高，会统筹调配这些人员的工作，分派给其他医务人员；同时外出进修人员学习期间的工资不会受到影响，奖金发 50% 行政奖，在业务考核中也会适当加分以弥补业务量的减少；如果需要，单位还会出钱支付其学习费用。在玉林，医务人员可以得到最大程度的自我价值的实现和提升，医生能力与技术水平的提升为玉林社区卫生服务中心的发展提供了充足的动力。

而对于质控考核中检查出的医务人员所出现的各种问题，中心也不是简单草率地扣绩效、扣奖金，而是组织人员帮助出问题的医务人员从工作的流程、方法、操作技术等环节上进行自检和外检，查出问题，找出诱因，提出改善的方法，避免同类问题的再次出现，帮助医务人员成长进步。

2. 玉林社区卫生服务中心始终坚持"患者是中心存在之源"，努力为患者解除病痛

玉林社区卫生服务中心一贯倡导"以患者为第一位、用心关怀病人"的理念，变被动接受病人要求、等待患者就诊为主动想病人所想，尊重患者的隐私权、知情权、选择权等，从单纯的医患关系转变成与病人的朋友关系，或许这就是让今天的玉林社区卫生服务中心人流不断的最根本原因。

正如上文所说，玉林社区卫生服务中心全科诊室的布置是按照在该诊室坐诊的医生来命名的，诊室里只有一位接诊医生，因此，就诊的患者可以享有"一人一室"的服务，在就诊的过程中不被其他患者干扰和关注，充分保障了患者的隐私权。这是在玉林社区卫生服务中心建立之初就被坚持和贯彻的，其他中心也曾试图效仿过，它们虽然设立了一人一室的诊室，但是在患者较多的时候依然是首先保证门诊量的实现，一个诊室里医生会同时看诊数个病人，而并没有把保障患者的隐私权切实放在第一位。正是因为没有深入思考并形成内部的"以病人为本"的文化内涵，大多数都是只模仿了形式而没有领会其本质，因而不能坚持实行。

患者的知情权、选择权也是玉林社区卫生服务中心十分重视的。在玉林就诊，医生都会详细地讲解用药的注意事项、疾病的康复方法和发展变化以及复诊的相关事项，保证病人对于疾病的知晓和认识，减缓病人可能产生的紧张情绪。例如发烧这个症状一般在就诊用药之后体温会降低，但是在病人回家之后体温可能在当晚又会回升，这时患者如果不知道这种情况是正常的话，就会焦虑紧张，尤其是很多患儿的家长，当晚又急急忙忙抱着孩子去大医院挂急诊，造成不必要的心理压力、身体疲倦以及经济和医疗成本的浪费。但是在玉林，医生都会在患者就诊时告知发烧的疾病变化过程，充分尊重患者的知情权、选择权，以患者为本。

　　玉林社区卫生服务中心在日常工作中也非常注意患者的实际需求，想患者之所想、急患者之所急，努力为患者提供优质全面的医疗服务，为患者营造良好的就医氛围。例如中心因为面积狭小、走廊空间有限，没有在大厅及诊室外等候区设置座椅。随着患者人数的增多，很多患者在中心就诊时等候时间较长，医生护士在出诊时发现这一现象后及时向医院领导反映了这一情况。后来中心经过考察并广泛听取各方意见，结合玉林实际和专家意见，在每一楼层科室外的走廊上特别设计并装配了长条形的等候椅，既节省空间，避免设置座椅后阻塞走廊导致医生患者行走不便，又为患者营造了温馨舒适的候诊环境。为患者考虑的实例还表现在中心在一楼大厅设置饮水机供患者饮用，以及在每一个诊室安装空调使得患者在就诊时冬暖夏凉等小事上。正是这一件件的小事，拉近了中心与患者的关系，在这里，患者时刻可以感受到家一般的温暖和贴心的人性化服务。

　　玉林社区卫生服务中心能在运行10年，经历了"收支两条线"等重大政策改革后，仍然处于武侯区、成都市乃至全国领先的地位，可以说组织文化建设发挥了重要作用，使其在同其他医疗机构及私人诊所的竞争中处于不败之地，并得到周围居民的一致好评和政府的认可。

第五章　玉林社区卫生服务发展的质量控制管理体系

我国大力倡导社区卫生服务是在 1997 年 1 月《中共中央、国务院关于卫生改革与发展的决定》颁布之后，2000 年成都玉林社区卫生服务中心成立之时，社区卫生服务尚属新鲜事物。作为一个新鲜事物，如何获得大众认可是摆在经营管理者面前的头等大事。

玉林社区卫生服务中心的经营管理者们借鉴企业管理中通过质量管理体系的国际认证取得质量保证的做法，大胆尝试 ISO 9001：2000 认证，而正是这种大胆创新的举措使中心赢得了发展的先机，社会给予了这种敢于"第一个吃螃蟹"者充分的肯定和丰厚的回报，各种名誉和机会纷纷涌向了玉林社区卫生服务中心。中心的成功离不开创立之初 ISO 9001：2000 认证的决策与实践。

本章将对玉林社区卫生服务中心成功获得 ISO 9001：2000 认证进行论述，说明质量保证体系对于社区卫生服务发展的重要性。

第一节　质控管理系统的发展简述

获得 ISO 9001：2000 国际质量体系认证是玉林社区卫生服务中心的特色，这是中心获得社会高度认可的基石，它使中心在全国社区卫生服务中获得明显优势。

ISO 9001 是迄今为止世界上最成熟的质量框架。全球有 161 个国家/地区的超过 75 万家组织正在使用这一框架。ISO 9001 不仅为质量管理体系，也为总体管理体系设立了标准。它帮助各类组织通过提升客户满意度、员工积极性以及持续改进来获得成功。

ISO 9001 认证标准是指质量管理体系标准，是国际标准化组织（ISO）在

1987 年提出的概念，延伸自旧有的 BS5750 质量标准，是由 TC 176（质量管理体系技术委员会）制定的国际标准。该质量标准诞生于美国军品使用的"军标"，后为了保证在商品贸易中供需双方实行质量保证而被引入到民品订货中，并吸收 1978 年英国制定的 BS5750 的管理经验，由非政府组织国际标准化机构在 1987 年发布了世界上第一个质量管理和质量保证系列国际标准——ISO 9001 系列标准。后来随着国际贸易发展的需要和标准实施中出现的问题越来越多，特别是服务业在世界经济的比重越来越大，ISO/TC176 分别于 1994 年、2000 年对 ISO 9001 质量管理标准进行了两次全面的修订。ISO 9001 认证标准吸收世界上先进的质量管理经验，采用 PDCA 循环，即戴明环的质量哲学思想，对于产品或服务的供需双方具有极强的实践性和指导性。PDCA 循环是力求使各项活动都能有效进行的一种合乎逻辑的工作程序，每个字母分别代表 Plan（计划）、Do（执行）、Check（检查）和 Action（行动），PDCA 循环就是按照这样的顺序进行质量管理，周而复始地阶梯形进行，并在这个循环不止的过程中不断提高质量水平。

玉林社区卫生服务中心在成立之初，在中加项目组专家组的建议下，由课题项目组组织人员和专家探索建立质量控制管理体系。ISO 9001 质量管理体系当时是一个新鲜事物（即便到了今天，在我国医疗卫生领域管理实践中应用得也不是很普及），这个概念刚刚被引入国内，还只是在生产部门中使用，其他领域鲜有涉及，在医疗卫生领域更无人知晓。玉林社区卫生服务中心大胆地进行了尝试，在原有的企业版 ISO 9001 体系的基础之上，结合医疗行业的自身发展规律和对质控的要求，在有关专家的指导之下搭建了适合社区卫生服务行业的"ISO 9001 质量管理体系"，创造出适合医疗行业使用的质控标准，将质量监测、评估、管理的理念引入社区卫生服务之中。

玉林社区卫生服务中心从 2000 年质控体系建立并实施 ISO 9001 管理以来，十年间通过参与中外项目［包括 2000～2002 年中国—加拿大"城市卫生改革策略计划"项目、2001～2006 年中国—英国"城市社区卫生与医疗救助"项目（简称中英 UHPP）、2005 年卫生部卫Ⅷ/中英 UHPP"绩效评价及卫生服务质量改进"项目等］不断对质控管理体系进行升级和改进，分别在 2005 年和 2008 年进行了两次认证（按照 ISO 9001 认证管理的要求，通过 ISO 9001 认证的组织需每年通过审核，每三年重新申请认证）。玉林社区卫生服务中心在管理实践中不断完善和调整质量控制体系，使其能够适应社区卫生服务的发展和变化的需要，真正做到把保证服务质量、把关医疗技术的理念践行到对社区居民的服务中去。

特　写

2000 年，玉林社区卫生服务中心在中国和加拿大国际发展署"促进中国城市社区卫生服务发展策略计划"项目的培训和帮助下，着手建立自己的质量管理体系。当时，北京的专家来到成都对玉林社区卫生服务中心的工作人员进行培训，介绍了社区卫生服务的理念，然后从几方面教大家怎么做社区卫生服务工作。一是培训家庭医生，另外就是帮助社区搭建 ISO 9001 质量体系。

质量体系从无到有，也是玉林不断学习的过程。当初参与编写质控文件的，都是各个部门选出来的比较有经验的医生护士，中心从最早的各个员工团队中抽出骨干人员组成了专门的质控管理团队，并在项目组专家老师的指导下，参照国际 ISO 9001 标准，编写各个科室及岗位相关的制度规范、操作标准。在开始阶段，参与者对于质量标准的定位把握不准，不知道具体该做些什么，怎样制定规范，因此第一遍写出来的标准大部分是生搬硬套原有的企业版标准，对于医疗服务行业并不适用。后来经过专家的讲解说明，医务人员结合自身医疗服务的实际情况对初稿进行了一遍遍反复的修改。大家经过不懈努力，终于制定出比较适合服务业、医疗行业的质量控制标准。

后来中心又将标准的审核审定工作委托给四川省质量监督局，通过多位专家的修订，玉林社区卫生服务中心的质控制度比较完善地搭建起来，编制了完整可操作的符合医院管理特点的质量体系文件，并在 2001 年率先通过了 ISO 9001 国际质量管理体系认证。

玉林社区卫生服务中心建立的质量管理体系是运用"过程方法"的质量控制手段对诸过程系统中的单个过程之间的联系以及过程的组合和相互作用进行连续控制。图 5 – 1 表示了这种以过程管理为核心的管理模式结构，反映了中心在进行质量管理时各个过程的发生顺序及其联系，在过程管理时强调在确定输入要求时，中心所服务的对象（就诊患者和辖区居民）起着重要的作用；同时，在服务产品输出时，要对服务对象的满意度进行调查，评价现有服务是否达到标准并且满足服务对象的要求。这时通过一轮质量管理对输入要求进行了增值、提质之后，服务对象的满意程度又成为下一轮的新输入要求，这样循环往复，通过质量管理体系的持续改进，中心的服务水平也会不断提高。

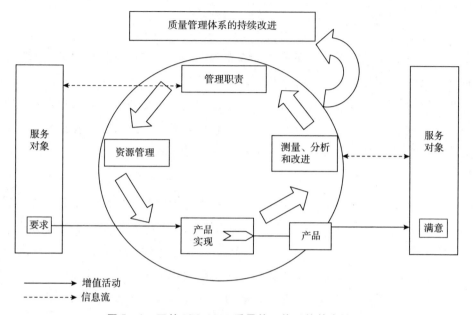

图 5 – 1　玉林 ISO 9001 质量管理体系的基本原理

通过建立质量管理体系，玉林社区卫生服务中心明确了方针、目标以及各部门、人员的职责与权限，对基础设施和工作环境进行控制，通过对中心所涉及的服务领域的流程分析，找出了 14 个服务对象关注过程、关键过程、特殊过程，对这些过程进行分析，找出易于造成不合格的因素并进行控制，保证服务过程受控。中心建立了系列的考核监督机制和反馈信息收集网，对服务进行评定，进而完善岗位职责、工作规范和质量记录，提高工作和服务质量。

第二节　ISO 9001 质量控制的实施目标及流程

长期以来，玉林社区卫生服务中心一直秉承社区卫生服务的理念，以崭新的、先进的卫生服务模式，方便、快捷的服务方式，向社区内居民提供高质量的预防、医疗、保健、康复、健康教育、计划生育技术指导"六位一体"的社区卫生服务。其服务宗旨是创造舒适的就医环境，提供多种服务方式，使社区居民获得便捷、优质、个性化、全程化、连续化的令社区居民满意的卫生服务。

玉林社区卫生服务中心通过 ISO 9001 认证的质量管理体系在医疗服务开展过程中严把质量关，为患者提供高标准的优质服务。

（一）质量目标和方针

为保证服务质量，玉林摸索出了适合自己的质量体系，在创建之初就制定了标准较高的质量方针和质量目标。

1. 质量方针

质量方针与中心总体服务方针相适应、协调，它是中心服务方针的重要组成部分，体现了满足要求和持续改进的承诺，同时为制定质量目标提供了框架。在此基础上，中心和与质量有关的各部门制定相应的质量目标，执行"管理策划控制程序"。以使服务对象满意为目标，确保服务对象的需求和期望得到满足，并转化为中心的服务要求，在质量管理体系中，玉林社区卫生服务中心的质量方针如下：

以病人为中心，以质量为核心，提高服务意识，满足病人需要（2000 年版）。

以人为本，满意服务，健康社区，永恒目标（2005 年版）。

虽然质量方针在不同时期表述不同，但是其内涵没有变化，主要有两条：一是强调服务患者的意识，以"假如我是患者"的理念设身处地为病人着想，以道德标准规范服务过程的质量控制。这一点体现为在上文中表述的质量控制过程管理体系模式中强调的要充分和服务对象（患者）进行信息沟通和服务评价，以获知服务对象的需求，通过输入要求对质量控制体系进行调整使质量控制能够阶梯式提升。二是以"零差错"标准控制服务质量，保证不出差错、事故。

中心所有员工均被纳入质控管理体系，所有员工的工作均按照此标准操作和评价，因此要将质量方针传达到管理、执行、验证和作业等层次，使全体员工正确理解并坚持执行，以优质的服务，注重采用新的科学技术，来实现使服务对象满意的目标。同时，中心应当不断地对质量方针进行适宜性评审，必要时可对其进行修改以适应中心内外环境的变化。

2. 质量目标

为了贯彻中心的质量方针，质量控制管理体系详细描述了在该版本质控标准实施期间中心的具体质量目标以及质量承诺，以 2005 年版本为例，质量目标和质量承诺如下。

质量目标： ①服务对象满意率达到 96% 以上；②杜绝严重医疗责任事故的发生；③服务对象投诉处理率达到 100%，处理满意率达到 98%。

质量承诺： ①向服务对象承诺上述质量目标的责任。②急病人所急，做到方便、快捷，进行 24 小时应答服务。③加强责任心，做到工作负责，态度和蔼，有问必答，安全可靠。④不与服务对象发生争执。实施预防、保健、医疗、康复、健康教育、计划生育"六位一体"服务，为民排忧解难，服务周到，收费合理。

在确定了中心的整体质量方针并明确了具体的质量目标和质量承诺之后，与质量相关的各部门应当根据中心的总目标和质量承诺进行分解，转化为本部门具体的工作质量目标。如：业务办除认真实现中心目标外，还应有各服务过程的满意率、设计和开发的输出文件失误率、采购物资的合格率等规定。

为保证目标的完成，需进行相应的监视和测量。不难发现，玉林社区卫生服务中心的质量目标是可以量化和评价的，这样便于考核评价工作是否达到了质量目标，在哪些方面还有差距，还可以从哪些方面努力，还有哪些可以成为能努力达到的目标，使质量目标的达成具有可评估性和可检测性。

还有很关键的一点，玉林社区卫生服务中心质控体系的标准相对于其他社区中心甚至大医院来说，都是比较高的。2000 年中心建设时项目组就决心建设一个国内优秀的社区卫生标杆，管委会的专家都认为"要建就要建一个好的"，因此玉林的质控体系是按照国外的高标准质控体系进行定位和设计的，也正因为如此，项目组萌生了引入 ISO 9001 认证体系对整个质控系统进行审核和认证的想法。

（二）基于 PDCA 管理理念的质量控制流程

玉林社区卫生服务中心 ISO 9001 的质量手册对实施质量控制的流程进行了设计和规定，主要分为明晰管理职责、资源管理、产品实现、测量分析和改进等内容。这些内容主要通过 PDCA 戴明环的理念加以执行，具体如下：

P（Plan）计划阶段。方针和目标的确定以及活动计划的制订，包括明确患者需求，制订工作任务和计划。

D（Do）执行阶段。具体运作、实现计划中的内容，包括明确责任、资源保障、信息交流与沟通以及产品服务的实现。

C（Check）检查阶段。总结执行计划，明确效果，找出问题。

A（Action）行动（或处理）阶段。对总结检查的结果进行处理，成功的经验加以肯定，并予以标准化，或制定操作指导书，便于以后工作时遵循；对于失败的教训也要总结，以免重现。对于没有解决的问题，应在下一个PDCA循环中解决。

检查和行动阶段主要包括测量、分析和改进过程。

在PDCA循环中，依照顺序行动或处理阶段（A）的经验总结以及问题又会重新进入下一个循环的计划阶段（P）之中，成为一个新的要求输入，因此质量控制管理会随着PDCA→PDCA→PDCA→……的进行而不断提高改进。

1. 计划和执行阶段

玉林社区卫生服务中心的质量标准不仅科学可行，而且细致全面。由于医疗卫生服务行业具有特殊性，为避免发生医疗事故，对医疗安全工作的监管和医疗质量的把握就显得尤为重要。玉林社区卫生服务中心非常重视业务上的质控，全科医生组、全科护理组、医技组、防保组，各自都有严格的医德规范、安全工作制度、差错事故防范制度等，对业务办和质管办也有计量仪器管理制度、差错事故防范制度、投诉调查处理制度、药品配伍禁忌表、糖尿病管理流程、高血压管理流程、产后访视人员手册等。除了服务质量，对服务态度也有规定，比如在电话总机处工作，电话铃声不能超过4声再接，否则，就是不合格。

同时玉林社区卫生服务中心在制订计划的时候非常注意想患者之所想，从患者角度出发，立足于患者，在进行计划的设计和制订时将患者的需求作为要求输入。

2. 检查阶段

从玉林社区卫生服务中心的组织架构来看，质控考核工作由质管办分管，质管办主任由中心主任兼任。这一点非常重要，中心主任是中心的最高管理者，质管办主任由其兼任能保证中心战略贯彻于质量管理的每一个环节。中心专门处理质控考核的部门是办公室，质控考核和绩效统计工作由办公室的人员兼任。中心质控办公室每月组织质控人员到业务办各个小组进行质量检查，各个小组派 1 人陪同并协助质控人员对该组内的设施、仪器、环境、服务量及服务质量进行检查，每次历时 2 ~ 3 天。表 5 - 1 为 2010 年中心对全科医生实施质量检查时使用的考核表。

表 5 - 1　2010 年玉林社区卫生服务中心全科医生质量检查考核表

	项目	1	2	3	4	5	6	7	8	9	10	标准	分值	完成率	得分
全科医生	35 岁以上首诊测血压														
	高血压病人管理														
	糖尿病病人管理														
	重精管理														
	困难人群管理														
	传染病管理														
	非药品收入占比														
	门诊抗生素 2 联及以上百分比、门诊激素百分比、处方书写合格率														
	次均门诊费用														

业务办公室承担日常的质控管理工作，进行自检自查。业务组分成几个小组，每个组有二级行政负责人，医生组是组长，护理组是护士长，每个组都有适用于自己组内的质检本，由二级负责人进行考核和记录，并将结果报给办公室进行统计。比如护理组就由护士长来考核和统计数据，组长收集每个员工的工作量，核对后上交给办公室质控员，质控员再进行核对。比如家庭出诊工作按照质控体系的要求应该填上门服务卡，病人对上门医生、护士的服务质量和服务态度进行打分，签名并留下电话号码。医生出诊返院后将服务卡上交医生组组长，组长汇总后将本组的服务卡转交给质控部门相关人员保存并进行后续的追踪考察。同时质控办每月对工作质量进行抽查，通过电话随访核实医生上门服务情况以及患者对其服务的满意度，核查打分数据是否一致。如被发现虚报，服务人员及其上级的绩效都会被扣完。管理中心每个季度进行抽查考核，卫生局会不定期组织抽查和暗访。

在检查过程中，医务人员的自检自查发挥着相当重要的作用。玉林社区卫生服务中心存在的一些质量问题是由一线医务工作者在工作中发现并提出整改措施的。正是因为员工在进入中心之后都要接受质量控制理念的教育，并且会拿到一本质量手册，质控的理念才会深入员工的具体工作之中，员工们都有发现问题的慧眼。

特　写

中心使用的各种药品都是有保质期的，药房在管理药品时都会注意药品的使用期限，过期药物会严格按照质量管理手册进行处理、销毁，并登记在册。有一次护士在给患者注射时发现药房调配的注射药剂瓶体上标注了该药品当月过期，护士认为该药剂已经过期，不能使用，于是及时和药房联系，反映该药剂过期情况。之后发现药房认定的过期标准是到当月月底，而护士认为是进入当月就算过期了，存在着药品保质期时间界定不清的问题。于是药房及时将发现的问题反映到质控办公室，质控办针对该问题向上级部门请示并咨询药厂员工和专家，将药品的使用期限明确下来，之后又及时组织中心相关人员开会，通报药品使用期限调整的决定，并重新修改了药房药品保管质量标准，使得该项标准更加科学、明确。这个质量管理标准的核定就是中心护理人员在自检过程中自主发现问题的一个很好的例证。

3. 行动（处理）阶段

处理阶段（A）是 PDCA 循环的关键。因为处理阶段就是解决问题、总结经验和吸取教训的阶段。该阶段的重点在于修订和完善标准，包括技术标准和管理制度。没有标准化和制度化，就不可能使 PDCA 循环向前推动。

审核完成后，就要递交审核报告，总结和评价审核结果，包括质量方针与质量目标的实施情况、服务过程质量趋势、中心的组织结构、人员的职责分工、资源配置是否适宜、病人和员工又提出了哪些有益建议等，还要回顾之前的审核报告，看上次审核中出现的问题有没有得到解决。尤其要注意的是对危险性的识别——审核中出现的不合格项，管理人员除提交不合格报告，进行整改并验收外，还要与当事人进行沟通和培训，加强员工的质量意识，让各部门对审核中的不合格项举一反三，进行改进。

特　写

中心在进行病例抽检时发现了有些病例书写不完整，登记了不合格项。"现场审核抽查谢××输液观察病历，在观察病人记录中描述出现皮疹情况，遵医嘱抗过敏治疗，但在观察病情记录中，未体现抗过敏药物使用情况；跟踪电子病历也未记录过敏情况。以上事实不符合社区卫生服务中心业务管理文件规定，也不符合 ISO 9001：20007.5.1.e 条款的要求。"

4. 内审和外审

玉林社区卫生服务中心针对质量认证体系会定期组织院内审核和认证机构审核。内审每年定期开展一次，外审三年一次，通过外审后，认证机构会对质量控制管理体系进行换证。内审由玉林社区卫生服务中心内部来完成，先按小组交叉查，医生查护士，护士查防保，防保查医技，医技查医生。之后由中心内审员做审查，做管理评审，提出整改意见。

内审员一般由办公室工作人员兼任，主要负责检查方案是否按照规定的要求来拟定，标准是否更新，所以内审员的专业性非常重要。中心每年都要组织中心内的质控人员参与系统的专业性质控培训，并在每次质量管理体系认证换证时邀请认证机构的专家对质控人员进行质量控制体系以及质控理念的培训，提高质控人员的专业素质。

在内部审核完成后，玉林社区卫生服务中心会邀请外部审计机构的专家进行审核与评价。外审针对质量方针和质量目标来评价中心质量管理体系的现状、对环境的持续适应性及充分性，以满足国际标准要求和服务对象（社区居民）的期望，提高中心的竞争力与适应力，保证内审的公正性、反馈信息的真实性。

第三节　ISO 9001 质控管理系统的具体内容

（一）规范化文件管理系统

2001 年，玉林社区卫生服务中心通过一年多的努力，根据 ISO 9001：2000 标准建立了一套完整的质量管理体系文件，其中包括质量手册 1 本，程序文件

18 个，各类职责、工作规范文件 140 个，质量记录 161 条。通过建立完整的规范化文件管理系统，不同岗位的医务人员能够明确岗位目标及职责权限、工作内容及服务要求。

质量管理体系文件包括三个层次，其结构如图 5 – 2 所示，自上而下分别是质量手册、质量体系程序文件、第三层次文件，其中第三层次文件包括各类职责、工作规范文件，质量记录等。

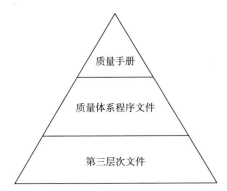

图 5 – 2 玉林 ISO 9001 质量管理体系文件层次

质量手册是玉林社区卫生服务中心开展质量控制和质量保证的正式文件，是为实现中心质量方针和质量目标而制定的法规，是体现该体系符合 ISO 9001 标准规定的重要文件。

程序文件是为实施质量手册某一内容而规定的支持性文件，主要由文件控制程序、质量记录控制程序、质量管理体系策划控制程序、管理评审控制程序、人力资源控制程序、基础设施和工作环境控制程序、服务实现的策划程序、与服务对象有关的过程控制程序、设计开发控制程序、采购控制程序、卫生服务提供控制程序、监视和测量装置的控制程序、服务对象满意测量程序、内部审核程序、过程和服务的监视与测量程序、不合格控制程序、数据分析控制程序、改进控制程序等构成。这些程序文件对应于质量体系中过程管理模式的四个环节，详见图 5 – 3。

第三层次文件是为规范某一操作或控制活动而编制的操作规程、标准、检验规定、表格质量记录、管理制度等，与相应的质量体系程序文件和质量手册的有关规定保持一致，具有可操作性和可检查性。第三层次文件主要包括：①

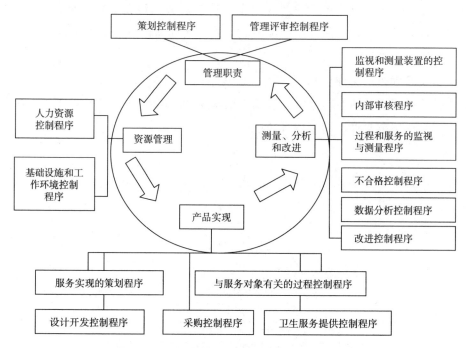

图 5-3 规范化文件管理系统的程序文件结构

部门工作手册或部门工作文件，如各类管理标准、制度－工作标准、岗位责任制和任职要求等，技术标准包括国家标准、行业标准、企事业单位标准及作业指导书，检验规范等；②其他质量文件，如针对某一特定项目、活动或合同编制的质量计划或其他标准规范等，文件的组成应适合于特有的活动方式。中心2001年建立的第一版 ISO 9001 质量管理标准中的第三层次标准化文件系统的文件数量统计见表5-2。

表5-2 第三层次文件（包含质量记录）统计

单位：个

项目\部门	职责	制度	作业指导书	质量记录		标准	法规	合计	
				体系部分	业务部分			文件类	记录类
业务办	13	11	59	27	73	15	13	111	100
质管办	3	5	1	32	18	1	0	10	50
行政办	6	3	1	11	0	6	3	19	11
合计	22	19	61	70	91	22	16	140	161

质量手册以及程序文件由质管办负责组织编写，管理者代表审核，上报中心主任批准发布，由质管办负责保管。第三层次文件即各部门工作手册或部门工作文件由各部门负责编写、汇总，由中心主任批准，质管办登记、发放，每个部门的社区卫生工作者要服从各自岗位的第三层次文件中的相应要求。每一个员工，不管是医生、护士还是后勤人员，都有一本各自岗位的质控手册。通过学习质控手册，新员工开始熟悉中心业务，了解自己的职责，并按照质控手册的要求对服务过程进行管理和自我监控。中心就质控体系对员工进行考试，要求每个人都掌握中心对质控的要求。

通过建立数目庞大的文件系统，中心对日常工作进行了细分，每一个过程都有一个相关的文件控制系统予以要求和管理，中心的员工只要掌握了自己岗位的相关文件，即使没有上级领导的指导，也能独立完成本岗位所要求的工作内容，确保服务质量。因此完整规范化的文件系统的建立使每个员工在不同的岗位都有标准可依，有规章可循，每个员工都可以对自己实行自检与自审。过去10年来，中心主任换过几次，玉林社区卫生服务中心始终保持了很高的服务对象满意度，这是与严格执行 ISO 9001 质量体系密不可分的，也就是说，严格而规范的质量体系有效地保证了服务的连续性与高质量。

同时，应当注意文件系统的发展性，目标文件规定应与实际运作保持一致，随着质量管理体系的变化及质量方针、目标的变化，及时修订质量管理体系文件，定期评审，确保文件系统的有效性、充分性和适宜性。

（二）职责明确、权限明晰

玉林社区卫生服务中心质量控制管理体系中的"管理职责"部分对质量管理过程中的各项职责进行了详细划分，根据参与质量管理时所承担的主要或者相关职能将管理层、业务办、质管办、行政办在质量管理各个环节中的任务和职责进行了划分，将责任明确到主要负责人及相关责任人。在 ISO 9001 认证文件系统中，质量手册和程序文件对于中心主任以及各个部门负责人在质量控制过程中的主要职责权限进行了规定，第三层次文件对各个部门医务人员的具体工作的质量控制职责进行了规定。从基于过程的质量控制管理结构模式来看，质量控制体系将管理职责、资源管理、产品实现、测量分析和改进四大质控过程中的具体要求进行了明确和分配（详见表 5 - 3），将每一个具体要求都落实到了管理层、业务办、质管办或行政办，确保每一个要求和质控关键点都有具体的部门和人员负责，责任下放到部门并落实到个人，避免了责任推诿和管理真空现象的出现。

表5-3　质量管理体系过程职责分配

职能部门 体系要求			管理层	业务办	质管办	行政办
管理 职责	4	质量管理体系	▲	△	△	△
	4.2.3	文件控制		△	▲	△
	4.2.4	记录控制		△	▲	△
管理 职责	5.1	管理承诺	▲	△	△	△
	5.2	以顾客为关注焦点	▲	△	△	△
	5.3	质量方针	▲	△	△	△
	5.4	策划		△	▲	△
	5.5	职责、权限与沟通	▲	△	△	△
	5.6	管理评审	▲	△	△	△
资源 管理	6.1	资源提供	▲	△	△	△
	6.2	人力资源		△	△	▲
	6.3	基础设施		△	△	▲
	6.4	工作环境		△	△	▲
产品 实现	7.1	产品实现的策划		△	▲	△
	7.2	与顾客有关过程的控制		▲	△	△
	7.3	设计和开发		▲	△	△
	7.4	采购		▲	△	△
	7.5	生产和服务的提供		▲	△	△
测量、 分析和 改进	7.6	监视和测量装置的控制		△	▲	△
	8.1	策划		△	▲	△
	8.2	监视和测量		△	▲	△
	8.3	不合格控制		△	▲	△
	8.4	数据分析		△	▲	△
	8.5	改进		△	▲	△

▲主要职能　　　　　　△相关职能

中心主任主要对中心质量管理体系的建立、实施、保持和改进，负有全面责任。管理者代表是玉林社区卫生服务中心基于 ISO 9001 认证体系设置的一个特别岗位，其目的是加强对质量管理体系运作的领导，确保质量控制工作的顺利开展。管理者代表主要负责建立和保持质量管理体系、向中心主任报告质量管理体系的表现，提出服务改进的建议，进而促进满足服务对象要求意识的形成。质管办负责协助管理者代表全面管理中心的质量控制工作。行政办负责质控文件的档案收集、归档以及考核评审检查的记录整理工作。业务办主要负责组织技术质量攻关，及时组织处理工作中的技术质量问题，参与差错事故或不合格的评审，并协助制定纠正和预防措施。

（三）可追溯性与可查性

玉林社区卫生服务中心的质量控制管理系统非常强调社区卫生服务质量控制的可追溯性与可查性。根据需要，质管办规定所有标识的使用方法，并对其有效性进行监控，各部门负责对所属区域的设施、状态进行标识，并对标识进行维护。例如：对采购的药品、材料、试剂在保持好原标识的同时，库房保管员应另挂上"物资标识卡"。"三无"产品或标签失落或模糊不清的药品、物品不得继续使用，需及时隔离并做上禁用标记，进行退货或其他有针对性的处理。库房物资的存放应按库房管理制度执行。

特　写

药房药品堆放不合格

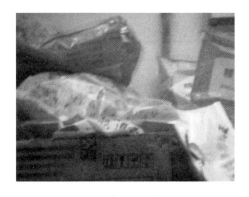
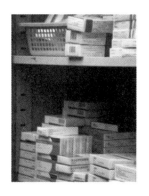

像这样的药品堆放，就不符合规定，质控组经过检查后，做好记录，督促药房进行改进。

当合同、法律、法规或中心自身需要（如服务对象可能因服务质量问题投诉）要求对服务过程进行追溯时，中心应对服务状态和产品进行标识，并加以记录，以确保可溯性的实现。当服务质量出现问题时，可以根据社区卫生服务的标识进行追溯，最终将服务过程还原并确定该项服务的具体提供者，使得问题责任得以明晰，做到责罚明确、有据可依。具体追溯路径见图5-4。

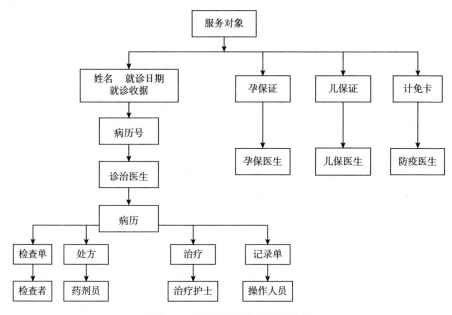

图5-4 质量管理体系追溯路线

追溯路径对医疗服务的每一个过程，甚至每一个细节都有详细记录，当业务过程中出现什么问题时，都可以自始至终追溯到每个环节、每个提供者的服务内容和质量，进而可以找到相应的问题或事故负责人。

特　写

某患者患感冒在玉林社区卫生服务中心就诊服药后出现药物中毒反应。经过检查发现症状、药效不符，可能是药品服用错误导致。这时可以根据患者的姓名、就诊日期以及就诊收据调取患者的病历号并调出病例档案，核对后发现医生开的药品符合感冒对症用药的要求，患者所服用的药品与病历医嘱上医生开具的药品不一致，这样就排除接诊医生对于该次医疗事故的责任。追溯流程继续进行，通过核对病例药品处方上的签名以及工作印章找到该病例的药房工作人员，核对处方药品和患者实际拿到的药品不一致，说明该药房人员给错了药，本次事故责任人确定，药房人员承担责任。

ISO 9001 质量控制体系的一个重要特点是完整的文档记录使每项服务的目标和要求具有可查性。玉林社区卫生服务中心 ISO 9001 质量体系的质量目标和质量承诺都以具体的统计指标加以量化，如完成率、满意度等，这使整个质量控制体系具有可查性和可操作性。

为了提高质量管理的效率，玉林社区卫生服务中心在质量控制中对某些指标进行抽样调查。在上门服务或入户访问中，要求医生完成任务回到中心后首先要将服务对象的信息反馈登记表及时上交，反馈表记录了服务对象对医生态度、技术是否满意以及服务对象的联系方式等信息。质量控制和考核时，质控人员可以抽取信息反馈登记表通过电话对服务对象进行回访，以进一步核实服务对象对医生的反馈信息的真实性，比如是否提供了表中有关服务项目以及对服务质量和满意度的评价等。

（四）人性化管理

玉林社区卫生服务中心的质量控制程序是严格的，但在处理具体问题时又是非常谨慎的，对于质控考核中发现的各种问题，中心不是简单草率地扣绩效、扣奖金，中心会组织人员帮助服务过程中出现问题的社区卫生服务人员从工作的流程、方法、操作技术等环节上进行检查，确认问题，分析问题发生的原因，提出改善方法，以避免同类问题再次发生。如果在检查过程中发现问题是客观因素造成的且难以避免，中心会将给予医生的处罚酌情减少。玉林社区卫生服务中心的质量控制标准要求较高，很多刚进中心的医生会不适应，有时甚至难以达到质控的标准，中心对新员工进行充分培训并给予一段时间的过渡期，让其逐渐适应中心的服务模式和质控体系。玉林社区卫生服务中心的质量控制与质量考核在坚持为患者提供满意服务的同时考虑医务人员的实际情况，对严格的质量体系进行人性化应用和管理。

特　写

质控办公室在一次对业务办的质控考核时发现有患者投诉就诊时中药少拿漏拿了。质控办没有武断地对当事医生进行处罚，而是及时对问题进行了调查和分析，发现因为中药处方的书写栏空间狭小，医生在开药时书写比较紧凑且字体较小，再加之中药处方中所列药品一般数量较多，因此中药房药剂师在配药时难免会出现少拿漏拿的问题，并非该医生个人问题，而是一个常发生的现象。在找出问题根本原因后，质控办免除了对该医生的处罚，并组织药房和中医医生开会研讨，结合中药开药拿药的实践，适当调整了中医处方，同时建议药房药剂师在药品发放时每配完某一种药材后在处方上对其进行标记以免少配漏配。这一事件同时直接促进了质控标准的修改与完善。

（五）质控体系的更新与发展

ISO 9001 质量管理采取动态管理模式，质量标准的设定随着质量管理和服务满意度的变化而变化。玉林社区卫生服务中心通过审核和评价过程逐步完善质控体系。根据 ISO 9001 认证体系的规定，中心每年对质量体系进行一次管理审核，对审核结果进行评价以确认和增加必要的补充。对质量体系运行的有效性，资源与人员分配的合理性，质量手册、程序文件的适用性，质量方针、质量目标的实施结果进行评估，对是否进行修订做出决定。

审核与评价结果对于保证不断提高服务质量和满意度具有重要作用，有些可能会涉及质量控制体系文件内容的修改。随着对社区卫生服务工作要求的提高，一些标准会相应提高。比如初始的质控文件没有提到管理率/控制率，现在增加了管理率/控制率的具体目标。

玉林社区卫生服务中心的质控体系目前已经比较成熟和完善，已经变成工作人员必须严格遵循的工作标准。

第四节 质控管理系统的作用及经验推广

（一）质控管理系统的作用

玉林社区卫生服务中心通过引进 ISO 9001 认证的质量控制管理体系，使中心各部门人员工作职责清晰，目标明确，为确保最大限度满足社区居民医疗健康需求奠定了坚实的基础。通过贯彻质量管理标准，中心建立了各种工作规范、管理制度、考核标准，使中心的各项工作逐步程序化、规范化、科学化，服务质量和效益有了明显提高。玉林社区卫生服务中心在国内首推社区卫生服务 ISO 9001 国际质量管理标准，为其社区卫生服务发展带来了巨大的外部效应，在不断提高对象满意度的同时，得到了业内广泛的认可。

1. 内部效应：提高质量、促进绩效管理

质控管理做得好了，与之密切联系的绩效管理和人事管理也就变得容易了。玉林社区卫生服务中心在初创时期开展了一项社区卫生服务模式研究，并以此研究为蓝本制定了绩效考核标准，其中数量、满意度、质量各占一分。绩效考核是进行质控管理的手段，质控管理又是获得绩效分数的方法，二者密切联系。随着质控管理的不断完善，绩效考核也不断发展，即使一些指标在过去十年中做过调整，但是绩效考评仍然能保持其公正、公平性。

质控管理和绩效考核标准在设计时也考虑了社区卫生服务的理念，比如与看门诊相比，全科医师管理一个高血压病人能获得更高的当量，由此来体现社区卫生服务的公益性，鼓励社区医生不仅要做好传统医疗服务，更要积极参与社区公共卫生服务。

绩效水平跟工资相联系，只有服务工作质量到位了，员工才能获得相应的绩效，绩效越好工资才越高。这种激励机制能够促使员工在服务过程中更加注重质量管理系统的贯彻和落实。在按照质量控制管理标准开展工作并进行自我监控时，医务人员的服务质量自然得到了提高，服务水平和服务对象满意度也相应得到提升，最终实现中心的质量目标，提高中心的整体质量水平。

十年来，玉林社区卫生服务中心把质量管理作为中心管理的首要职能，贯穿于各个部门的管理和考核中。质控管理带来一种良性循环：以较高的标准来要求医护人员，医护人员在高标准下提供更好的服务，员工自身的素质得到提高，医疗行为规范了，服务的质量提高了，社区居民对玉林社区卫生服务的满意度提高了，对其更加信任了。服务增加了，员工的收入更加稳定且不断增加，这也是对提供良好服务的员工的激励，使员工乐于继续按照质量手册提供服务。

2. 外部效应：玉林的品牌效应

质控系统运行至今，成效是有目共睹的，成为玉林社区卫生服务中心的"品牌"。其带来的品牌效应一方面，培养了医护人员良好、标准的工作方式，提高了员工素质，管理上更有效率。中心即使更换了几任主任，但由于有规范化质量控制体系，社区卫生服务人员都能独立自主地有效开展工作，中心正常运转，没有出现混乱或监管不到位。另一方面，群众的满意度是建立在服务有效的基础上的，而高标准的要求造就了高质量的服务，达到了质量目标，获得了社区居民的认可。从不断上涨的门诊量和小有成绩的家庭医生项目以及健康教育项目等来看，社区居民对玉林的满意度较高，玉林在整个成都市的社区卫生服务中心里都树立了良好的口碑。

玉林社区卫生服务中心是国内首家经过 ISO 9001 质量管理标准认证的社区卫生服务中心，在实施过程中取得了诸多成效，近年来中心经常接待前来学习、考察的团队，中心的质量控制理念是这些考察团队学习的重要方面。玉林的质量控制的品牌得到了很好的推广。

（二）经验总结与推广

玉林社区卫生服务中心的质控管理取得成功，主要得益于如下几个方面。

第一，在先进理念的支持下确立了完善、合理的质控管理体系。一开始筹建玉林社区卫生服务中心时，专家组为玉林带来了"建立质控管理体系"的先进理念，让玉林实行企业化的制度管理。质控管理体系伴随着玉林共同成长起来，这样就使它没有任何包袱，易于推行。这一体系在编写的时候参照了国外的成功管理模式，其标准本身就比较高，而且还很快通过了 ISO 9001 的认证。质控体系让玉林员工的工作变得规范化、标准化，让社区卫生服务工作者自觉按照规定的标准提供规范化的社区卫生服务。

第二，贯彻以服务对象获得满意服务为关注焦点的质量方针。玉林的质量管理体系按照 ISO 9001 的要求，将质量方针的立足点定位为社区服务对象，关注社区居民，以居民的健康需求为导向设计服务、统筹资源。体系文件中多处表明对服务对象和服务的关注程度和改进质量管理体系的需要。中心针对社区特点和社区居民的需求设计服务，比如制订"家庭医生计划"，与病人做进一步的信息沟通，并时刻对病人满意程度进行监测。

第三，中心把质控的每一步都落到实处，并重视评审和质量改进。玉林首先通过培训使质控管理的理念深入人心，每个人都知道并且在长期实践中自觉"内化"这一理念，习惯这样的标准。中心员工每人都有一本质量手册，从中可以找到自己的工作标准。对没有通过质量管理审核的，要记录下来，并迅速做出处理。中心在年初会有审核计划，确定每月、每季度、每年的内审工作；每隔三年会请审核专家来对中心的制度标准、质量管理做第三方外审。从中心主任到医生护士到后勤人员，都对质控管理的每一步践行得比较到位。

第六章 玉林社区卫生服务发展的人力资源管理

人力资源是提供与发展社区卫生服务的第一要素，社区卫生服务必须由合格的专业医疗卫生技术人员提供。社区卫生服务成功的关键在于社区卫生服务人力资源的适度配置与利用。

人力资源管理一般涉及六个方面的内容，即人力资源规划、招聘与配置、培训与开发、绩效管理、薪酬管理、劳动关系管理等。本章将基本按照这六个方面对玉林社区卫生服务中心的发展进行描述和评价。

第一节 人员配备与岗位设定

如前所述，玉林社区卫生服务中心的前身是一家妇幼保健机构，但其人员构成是按照社区卫生服务的要求和标准进行招募与配置的，招募通过公开招聘的形式进行。

2000 年玉林社区卫生服务中心成立时，社区卫生服务的人员配备实际上处于尝试性探索阶段。从严格意义上讲，玉林社区卫生服务中心只是根据社区卫生服务开展工作的需要设置了一些岗位，还很难谈得上具备了人力资源规划的意识，因为当时我国的社区卫生服务尚处于初创阶段，客观上大家对社区卫生服务如何开展尚处于探索阶段，对人力资源的认识是相对模糊的。玉林社区卫生服务中心将所需岗位大致归纳为三个类别，分别为医师、医疗卫生服务技术辅助人员和提供社区护理的各类护理人员。医师包括提供全科医疗服务的全科医师，提供社区流行病学诊断和公共卫生服务的社区公共卫生医师，以及提供传统中医药服务的中医师；医疗卫生服务技术辅助人员包括检验人员、B 超师、药剂师等。各类人员的相关要求详见表 6 - 1。

表 6 - 1　玉林社区卫生服务中心岗位设置及任职条件

岗位名称	岗位条件及要求
全科医师、中医师、公共卫生医师	大学本科以上学历，拥有医师及以上职称或 5 年以上临床医学（社区卫生工作）经验
检验人员、B 超师、药剂师等	大专以上学历，拥有技师及以上职称
护理人员	大专以上学历，具护士执业资格

资料来源：根据各类人员要求归纳整理。

　　玉林社区卫生服务中心通过在四川省主要报纸刊登招聘广告进行公开招聘与选拔，组织者根据前来应聘人员的基本条件进行面试和筛选，实行择优录用与合同管理。

　　从过去十年的发展经历来看，玉林社区卫生服务中心的人员总规模在 2006 年以前基本稳定在 30 人以内，2006 年以后人员规模呈现明显增长，到 2010 年总人数达 62 人，是中心建立初期人员总数的两倍多（见表 6 - 2）。

表 6 - 2　2001～2010 年玉林社区卫生服务中心人力资源规模与结构

人员类别	2001	2002	2003	2004	2005	2006	2007	2008	2009	2010
人员总数	26	27	29	29	29	32	39	46	48	62
在编人数	8	7	6	6	6	6	5	5	5	10
全科医师数	10	9	9	9	9	10	12	14	19	21
公共卫生医师数	0	0	0	0	0	0	2	2	3	5
中医师数	2	1	1	1	1	1	2	3	3	4
临床医生数	8	8	8	8	8	9	10	11	16	17
全科护士数	10	11	12	11	12	11	14	18	16	22
医技人员	1	1	1	1	1	1	2	2	3	2
药剂人员	0	2	2	2	2	2	3	4	4	8
检验人员	2	2	2	2	2	3	3	3	3	4
行政人员	2	2	2	2	2	3	3	3	2	2
高级职称数	3	3	3	3	3	3	2	2	2	4

资料来源：来自玉林社区卫生服务中心的档案。

为什么会呈现人员数量的激增，笔者认为这与 2006 年 8 月 18 日由中央机构编制办公室、卫生部、财政部、民政部印发的《城市社区卫生服务机构设置和编制标准指导意见》（下称《指导意见》）有关。该意见规定，"社区卫生服务中心按每万名居民配备 2～3 名全科医生和 1 名公共卫生医师，全科医生与护士的比例按照 1:1 的标准配备。其他人员不超过社区卫生服务中心编制总数的 5%"。玉林街道居民总数接近 10 万人，根据这一指导意见，玉林社区卫生服务中心总人员规模可以达到 50～70 人。就总量来讲，到 2010 年，玉林社区卫生服务中心初步达到了指导意见建议的标准。

从人员结构来看，全科医师与护士之比总体上是合理的，但公共卫生医师数明显不足，从统计数据来看，到 2007 年才有 2 名公共卫生医师，2010 年为 5 名，离《指导意见》建议的标准还有一定差距。

在机构设置方面，玉林社区卫生服务中心提出了"定编、定岗、不定人"的原则，目的在于打破传统事业单位用人机制方面的僵化现象，实现人力资源能上能下的合理流动。同时，建立以岗位来确定报酬的机制，做到同工同酬。以下我们分别从绩效管理、薪酬福利管理和激励机制方面就玉林社区卫生服务中心的经验与做法做些介绍。

第二节　绩效管理

绩效管理是人力资源管理的科学方法和手段，它通过绩效考核达到推进社区卫生服务中心内部运行机制合理运行、不断提高社区卫生服务机构的工作效率、激发工作人员的工作热情与创造性的目的。

一个有效的绩效管理体系包括科学的考核指标、合理的考核标准和与考核结果相对应的薪资福利支付及奖惩措施。通过对业绩的考核，可以客观评价过去的绩效，并对未来业绩形成合理的预期，从而引导社区卫生服务不断发展与完善。

玉林社区卫生服务中心在绩效考核中，将过程考核与结果考核进行有机结合，在具体实施过程中对团队与个人的考核会有所侧重，团队以结果考核为主，个人则落实到具体的行为规范，通过系统的方法测量和评定员工在工作岗位上的具体行为和效果。

玉林社区卫生服务中心根据考核结果确定员工薪酬调整、奖金发放、职务升降、职业生涯等，为人力资源战略规划与发展提供了依据。

卫生绩效主要从系统绩效、机构绩效和人员绩效这三个层面进行评价，具体评价内容及目标如表6-3所示。武侯区卫生局负责对社区卫生服务中心及中心主任进行考核，中心对科室及团队（工作人员）进行考核。

表 6-3　卫生绩效评价体系

系统绩效		机构绩效	人员绩效
最终效果	过程绩效		
国民总体健康水平	效率	效率	效率
对人群期望的反应性	可及性	质量	质量
资源分配的公正性	质量	效果	效果

资料来源：《卫Ⅷ/中英 UHPP 项目支持：乡镇卫生院/社区卫生服务机构绩效评估研究》。

（一）玉林社区卫生服务中心绩效考核体系

玉林社区卫生服务中心成立之初就建立了二级管理考核体系。中心分为医生组、护理组、防保组、医技组、后勤组。各组根据小组分工，从德、能、勤、绩等方面，制定组内工作人员业绩的考核表，每月对所属成员的出勤情况、工作量、工作收入、签约量、医德医风等进行考核，考核结果与效益工资挂钩，作为工作人员年度业绩考核、职位晋升的考评依据。

此考核体系以突出社会效益、体现居民参与、操作简单、经济及结果提高效率为基本原则，做到客观、公正、准确。

2007年，武侯区卫生局对社区卫生服务补偿机制正式采用"收支两条线"管理，对机构收入与分配挂钩的内部运行机制进行彻底改革，切断了机构工作人员的工资待遇与机构业务收入之间的联系。

从积极方面讲，"收支两条线"管理的实行为社区卫生服务机构开展社区卫生服务提供了稳定的财力保证。但新制度下，如何避免医务人员"吃大锅饭"，保证机构高效率运作并提供高质量的基本医疗和公共卫生服务成了新课题和新要求，因此，社区卫生服务机构及其服务人员的绩效考核体系必须做出相应调整，以应对这种挑战。

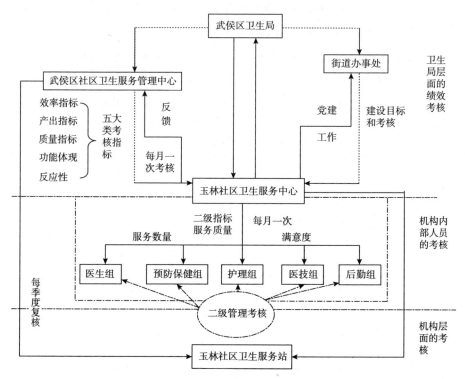

图6-1　玉林社区卫生服务实行绩效考核示意图

社区卫生服务绩效管理与考核体系的变化主要体现在以下三个方面。①建立第三方专业评估机构——武侯区社区卫生服务管理中心，全面实施"收支两条线"管理。2007年成立的武侯区社区卫生服务管理中心，每月对其所管辖的各社区卫生服务中心（站）的工作进行绩效考核，根据各机构在工作质量、数量、效率指标和满意度的差异，下拨月度费用。此考核体系充分体现了各社区卫生服务中心的运行质量差异，又起到了引导社区卫生服务机构围绕政府所确定的工作要求，不断加强内部管理和提高优质服务水平的作用。②街道参与对社区卫生服务中心的绩效考核。街道办事处将社区卫生服务工作纳入社区建设目标，并负责对人员、财务、日常工作进行管理，社区卫生服务机构负责人由街道办事处聘任和考核，理顺了管理关系，保证了社区卫生服务机构的健康发展。③引入"标准服务量"的概念，涉及服务数量、服务质量、服务对象满意度等三个方面，个人工作业绩与绩效收入挂钩，考核和分配结果内部公开。内部绩效考核工作充分体现了多劳多得，奖勤罚懒的分配原则，充分激发了员工的工作积极性和主动性，提高了工作效率；同时也引导工作人员强化主动服务、健康管理的意识，促进工作重心向注重提高居民总体健康水平转变。

（二）玉林社区卫生服务中心绩效考核的实施过程

玉林社区卫生服务中心的绩效考核共分为两个层面。①机构层面：玉林社区卫生服务机构的绩效考核，即武侯区卫生局通过武侯区社区卫生管理中心对玉林社区卫生服务中心的考核；②个人层面：玉林社区卫生服务中心内部人员的考核，即玉林社区卫生服务中心对科室及职工个人的考核。绩效考核关系到员工的绩效工资，玉林社区卫生服务中心员工的绩效工资主要就是通过中心每月绩效考核并兼顾社区卫生管理中心对本中心的机构考核来确定的。

1. 玉林社区卫生服务机构的绩效考核：外部考核

玉林社区卫生服务机构绩效考核的目的是进一步提高玉林社区卫生服务机构的活力和效率，促进社区公共卫生与基本医疗发展，进而推动和深化玉林社区卫生服务机构运行机制。依照考核目的，机构考核内容主要分为公共卫生和基本医疗两个部分。考核的流程是首先用效率、产出、质量、功能体现和反应性五个指标（表6-4）对社区卫生服务机构的绩效进行综合评价，然后依据考核结果计算出所考核机构的总绩效。考核指标主要参照《社区卫生服务机构绩效考核指导方案》（成武府卫〔2007〕94号）来确定。任务完成情况主要根据《成都市卫生局、成都市财政局关于印发〈成都市城乡基层医疗卫生机构基本公共卫生服务C类服务包（试行）〉的通知》（成卫发〔2009〕159号）所确定的标准，结合玉林街道的实际加以界定。在具体实施过程中，被考核的社区卫生服务中心可将执行的情况和问题反馈到社区卫生服务管理中心，经武侯区卫生局审核同意后，可对"标准服务量值"和"服务内涵及要素界定"等相关内容进行调整。

参照表6-4，机构总绩效值（S）的计算公式为：

$$S = S_{公共卫生} + S_{基本医疗}$$

$$S_{公共卫生} = M_{公共卫生}/M_{max} \times 20 + N_{公共卫生}/N_{max} \times 30 + P_{公共卫生}/100 \times 20 + Q_{公共卫生}/100 \times 15 + R_{公共卫生}/100 \times 15$$

$$S_{基本医疗} = M_{基本医疗}/M_{max} \times 20 + N_{基本医疗}/N_{max} \times 30 + P_{基本医疗}/100 \times 20 + Q_{公共卫生}/100 \times 15 + R_{公共卫生}/100 \times 15$$

表 6 - 4　机构总绩效考核指标及权重

总绩效考核指标	权重
效率（M）	20
人均服务产出（N）	30
质量（P）	20
功能体现（Q）	作为扣分项 15
反应性（R）	作为扣分项 15

注：①功能体现和反应性两个指标作为扣分项，若达到标准要求，则不扣分；若未达到标准要求，则按比例扣分。

②M_{max}、N_{max}为考评中机构效率和人均服务产出的最好值（效率 M 中的最小值和人均产出 N 中的最大值为最好值）。

特　写

武侯区社区卫生管理中心对社区卫生服务中心进行机构绩效考核的具体流程

武侯区通过社区卫生管理中心于每月 1～10 日对社区卫生服务机构进行上一月工作情况的考核。

（一）考核方式：直接考核与间接考核

直接考核包括听取工作汇报、查看原始资料、现场观察、问卷调查、访谈等，以公开明查的方式进行。

间接考核包括现场观察、居民满意度调查等，以非公开的方式进行（各项目的考核频次见附件《数据过录表》）。

（二）考核程序

1. 考核小组先制定出考核细则，明确考核标准，确定考核时间和内容；将《数据过录表》下发给各中心，各中心按时统计上月工作量。

2. 考核组成员按照分工，收集相关数据，收集完后应在表格最后签上考核人员的姓名和时间，同时需得到被考核单位领导的签字认可。

3. 待各中心数据收集完后，考核小组对照评价标准形成书面报告提交领导小组。

4. 领导小组讨论审议考核报告，确定考核结果。

5. 结果公示。在规定时间内，如有被考核机构对考核结果存在异议，通过复查，有问题存在的，予以纠正。公示期后，正式确定考核结果，作为下拨月度绩效工资的依据。

2. 玉林社区卫生服务机构人员的工作绩效考核：内部考核

玉林社区卫生服务中心自成立以来，就积极探索如何有效提高全科医生参与公共卫生工作的积极性，建立了一套以公共卫生为工作重心的考核量表，通过各项指标的分值来调整工作方向。

实行"收支两条线"后，社区卫生服务中心通过项目加强公共卫生服务的提供，提高服务质量，确保和强化中心履行社区公共卫生服务职能。职工收入不再与个人医疗业务收入直接挂钩，从而切断了职工收入与服务对象付费之间的直接联系。医务人员利用自身卫生专业知识、技能和设备，从群众健康需求出发，向辖区居民提供的医疗卫生服务，中心按照其标准服务量计算，作为绩效考核的标准。涉及的科室包括医生组、预防保健组、医技组。其他如后勤、药房、护理组，按绩效总额的固定比例发放绩效工资。绩效总额为上月度政府总投入的7.5%。后勤占分配总额的18%，药房占5.5%，护理占19.98%。其余可分配总额的56.52%，按每月个人累计的计算服务量分配。

玉林社区卫生服务中心对职工的内部考核方案主要借鉴了 WHO、OECD 和美国、澳大利亚等国家对医疗机构内部人力资源考核的评价思想和实践经验，吸收了卫生Ⅷ/卫生Ⅷ支持性项目、UHPP 项目中关于社区卫生服务绩效考核指标体系的研究成果。

坚持按岗考核、按标准服务量考核和按劳分配、效率优先的考核原则，中心建立了以绩效评估为主体的岗位工资制度，根据工作人员服务数量、服务质量、居民满意度（表6-5）三个方面进行绩效考核，个人工作业绩与绩效收入挂钩，考核和分配结果内部公开。内部绩效考核充分体现了多劳多得、奖勤罚懒的分配原则，充分激发了员工的工作积极性和主动性，提高了工作效率；同时引导工作人员强化主动服务、健康管理的意识，促进工作重心向注重提高居民总体健康水平转变。

如表6-5所示，个人绩效值的计算公式为：个人绩效值（P）＝个人标准服务数量×个人服务质量×居民满意度。

表 6 - 5 个人绩效考核指标及其含义

考核指标	指标含义（备注）
服务数量	一定时间内社区工作人员提供服务的标准服务量
服务质量	服务能够符合相关标准、满足居民健康需求的程度
居民满意度	提供尊重个人和以人为中心的服务实现程度

注：①吸收卫生Ⅷ/卫生Ⅷ支持性项目、UHPP项目中关于社区卫生服务机构绩效考核的部分研究成果，个人服务数量用标准服务量来核定，有关数据的收集均以一个月作为核算的时间单位。

②服务质量采用百分制评分办法确定每个人的服务质量得分，折算成百分数。

③居民满意度采用百分制评分办法确定每个人的满意度得分，折算成百分数。

特 写

武侯区社区卫生管理中心对社区卫生服务中心进行个人绩效考核的具体步骤

（一）成立考核领导小组

领导小组由组长、副组长和成员组成。其中组长和副组长由玉林社区卫生服务中心的主任和副主任分别担任，小组成员为中心各小组的组长构成。领导小组的职责主要是制定服务数量当量值，并保持相对恒定。

玉林社区卫生服务中心各组组长每月收集数据计算个人绩效值报给中心财务会计，会计根据上报的数值计算出每个职工的绩效工资数额，然后报中心主任审核批准，公示后实施。

（二）实施细则

个人绩效由工作数量、工作质量和居民满意度三部分构成。

1. 工作数量的采集：计算机软件、登记、现场采集等。

2. 工作质量的考核：按照94号文《指导方案》中各岗位质量评估指标考核。

3. 居民满意度的调查：包括是否有投诉、纠纷的登记，发放调查问卷，进行电话访问。

居民满意度调查每份100分；每问20分，每问分五个等级：

1 很差（0）　2 差（5）　3 一般（10）　4 好（15）　5 很好（20）

（三）玉林社区卫生服务中心绩效考核体系的评析

1. 科学性

考核方案的设计：考核方案是在借鉴先进管理思想和实践经验的基础上（主要借鉴 WHO、OECD 组织和美国、澳大利亚等国家对医疗机构内部人力资源考核的评价思想和实践经验），结合相关研究成果而设计的（吸收卫生 VIII／卫生 VIII 支持性项目、UHPP 项目中关于社区卫生服务机构绩效考核指标体系的研究成果），具有科学性、实用性和针对性。

考核指标的选取"围绕特别关注与追求的是服务质量的改进和病人满意度的提高"，根据不同岗位类别分别设定医疗服务绩效指标和后勤服务指标。其中，医疗服务指标又分为医生、护理、医技三类，每一类分别选取 5～6 个维度，每个维度中选取关键、敏感而又实用的 4～5 个指标，通过权重来反映不同指标的重要性。考核指标的选择突出关键、实用、量化的特点，做到客观、公正，减少人为因素的影响，使考核结果真正体现员工的工作绩效，以发挥奖勤罚懒的绩效激励作用。

2. 公平性

玉林社区卫生服务机构绩效考核体系的公平性主要体现在考核者和被考核者都了解考评的有关内容、双方共同参与，考核结果做到公开、公正。这一点得到了员工的认可，以下一位新员工（护士）的谈话也印证了这一点。

因为之前在医院工作，刚到玉林（社区卫生服务中心）时感到很不适（应）。在玉林，病人能吃药的不打针，能打针的绝不输液。输液的病人少，药品又那么便宜，几乎没什么利润，就担心中心能不能发得起我们的工资。一个月后，我的这个担心被证明是完全多余的。我看到了自己工资的明细，下社区、慢病随访，我做的每一项工作（在）绩效考核里都有相应的工作量值，根据总的工作量值，我拿到了自己的第一份奖金。在这里，各员工的工资、奖金都是阳光的，非常公开化。大家多劳多得，少劳少得，也很公平。

3. 导向性

玉林社区卫生服务中心的考核方案"围绕特别关注与追求的是服务质量的改进和病人满意度的提高"来选取考核指标,反映了中心的公益性,体现"以人为本"的价值导向。玉林社区卫生服务中心的工作人员表示:"这样的考核体制使得社区卫生服务中心没有丧失其服务本质——为社区居民这个更广泛的人群提供价廉、优质、便利、高效的服务;同时也保证其定位的不偏移,即承担基本医疗卫生服务,保证公共卫生服务功能的落实。"

4. 激励性

数据(表6-6)显示,玉林社区卫生服务中心大部分服务项目的提供量呈逐渐增长的趋势。可见,中心通过绩效考核,控制医疗费用,加大公益性服务,提高了工作人员的积极性,服务质量也不断提升。

表6-6　玉林社区卫生服务中心近三年卫生服务提供情况

服务项目	2008 年（1～10 月）	2009 年（1～10 月）	2010 年（1～10 月）
基本医疗			
门诊量人次	96725	118723	161812
门诊业务收入（万元）	430	682	975.88
次均门诊费用（元）	44.5	57.4	60.3
中医门诊人次数	38690	15315	32876
门诊化验人次	49298	65822	
出诊人次	1226	1785	
公共卫生			
高血压患者管理数	2466	2561	2725
高血压高危者管理数	1180	1182	1692
糖尿病患者管理数	852	1000	1078
糖尿病高危者管理数	857	808	1649
儿童保健数	8229	7371	7515
计划免疫新建卡数	613	828	431

在访谈中，我们明显感受到一个有效的绩效管理考核机制为员工所带来的激励作用，某护士在访谈中阐述了她所感受到的激励作用。

> 绩效考核制度极大地激发了我的工作热情，对于每一项工作，我保质保量完成，我不再被动为病人治疗，变得更为主动，更独立地完成一系列的工作，对待居民像对自己的亲人一样，解决他们的相关困难。因为，我知道，我不会白做的。这里要考核的不仅是工作量、工作质量，还有病人的满意度。这样的考核制度，让我赢得了社区居民的认同，奖金上我也尝到了绩效考核的甜头。

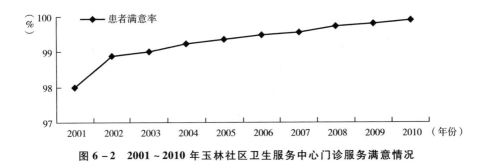

图 6 - 2　2001～2010 年玉林社区卫生服务中心门诊服务满意情况

5. 诊断性

经过几年的发展，武侯区社区卫生服务的绩效考核制度越来越成熟，渐渐发展出自己的特色。考核目标会根据不同情形作适当调整，防止形式主义，使考核更加科学、规范、公平、公正，充分调动每个中心、每位员工的积极性，真正起到"以考核促工作"的作用，提高社区卫生服务中心的整体效能。当然，绩效管理考核中还存在一些问题，有待进一步完善。

（1）部分考核指标存在失真性

绩效考核有些方面是容易定量的，但有些方面却是很难量化的，如随访、健康教育、门诊预约等。不容易量化的指标，数据采集上比较困难，极有可能出现"钻空子"现象。

社区卫生管理中心主任在访谈中对数据做假现象较为悲观。他坦言：

> 健康教育，要求每人负责 30 个人，做够时间。有些健康教育，一张

照片用在几个活动里，这个很难控制，因为人力有限，不可能每一场都派个工作人员去守着。数据核对时，万一这些资料没抽到，他们就过关了，数据的真实性就失之偏颇。这个情况不仅有，而且比较多。因此考核时，我们会尽量去控制，但也很难做到完全制止。

而武侯区卫生局的宋局长则表现得乐观得多，他说：

关于数据偏离真实的问题，我们是可以控制并制止的。目前中心的信息化网络系统正在建设中，建好后就可以实现管理的精细化，可以根据数据流量的统计来监测下面上报的数据是否真实、准确。一旦发现了弄虚作假的情况就可以根据相关的规定去检查和处罚。

（2）考核导向有待进一步明确

由于外部考核结果直接影响政府对社区卫生服务的投入数量，考核标准的确立对社区卫生服务的开展具有明显的导向性，所以社区卫生服务中心通常会将考核指标加以分解，落实为每一个人的工作任务。

社区卫生服务考核指标直接决定了社区卫生服务发展的方向，但具体指标确定方面目前尚在探索中。比如，政府希望社区卫生服务加强对慢性病人的管理，那么，一个医生究竟管理多少个慢性病人是适当的？是30个、40个，还是50个？怎样才算把慢性病人管理好了？是病人与医生签了约就算管理成功了呢，还是有其他方面的要求？这些都有待进一步确定。再如，社区卫生服务以提供基本医疗服务为主，通过次均费用、诊疗人次等作为考核指标，但是否诊疗人次越多、次均费用越低越好呢？医生会不会存在分解诊疗，本该一次门诊解决的问题却故意分解成3次或5次，检查考核是通过了，但造成病人的不便。

总之，绩效管理考核的使用的确对社区卫生服务发展起到了促进作用，但在具体实施过程中仍有许多问题需要探索与解决。

第三节　薪资福利管理

薪资福利是指社区卫生服务人员为居民提供医疗卫生服务，完成社区卫生服务中心所指派的任务，社区卫生服务机构必须为其所付出的劳动支付的各种货币与实物报酬的总和。

一个有效的薪资福利体系必须具有公平性，保证外部公平、内部公平和岗位公平。外部公平保证社区卫生服务在行业中的竞争力，内部公平体现服务机构内部的纵向差异，岗位公平则体现了员工能力的不同。

从薪资福利体系的设计来看，薪资福利包括经济性和非经济性两种。经济性薪资福利包括基本工资、绩效工资、补贴、年度奖励、保险、其他福利等；非经济性薪资福利则涉及工作环境、工作氛围、能力提升、个人职业规划等。非经济性薪资福利容易被忽视，但很重要，因为非经济性薪酬往往能够更好地体现"人本管理"，关系到个人和中心的长远发展。因此在实施激励时，非经济性的配套激励措施要能跟上。

（一）薪资福利体系设计

前面曾提及玉林社区卫生服务中心被纳入武侯区社区卫生服务"收支两条线"管理，这一经费补偿机制对薪资福利体系具有重要影响，在中心人员的薪资构成中得到了具体体现。

改革之前，玉林社区卫生服务中心实行的是岗位效益工资制，当时中心的工资结构为：**职工工资＝岗位工资＋效益工资＋社会保障**。岗位工资分为固定部分和浮动部分。岗位工资中的浮动部分与中心的整体经济收益直接挂钩，占岗位工资的30%。效益工资与每月考核挂钩，保证效益工资随业务收入同步增长，拉大月收入差距（最大差距达800余元），充分激发员工工作积极、主动性，进一步提高服务水平。社会保险福利占医疗总收益的10%，中心帮助未参加基本保险的职工参保，为所有员工缴纳养老保险、医疗保险、失业保险、工伤保险、生育保险中单位应当缴纳的部分。

改革之后，中心依据绩效考核，引入绩效工资，实施基于量化考核的岗位绩效工资制。目前中心的工资结构为：**职工工资＝岗位工资＋绩效工资＋社保＋单项奖励＋福利＋年终奖**。其中岗位工资和改革前的含义有所不同，取消了原来的浮动部分，依据政府赋予社区卫生服务中心的职责、任务和要求，设定岗位职数和岗位职责，制定不同岗位的薪资，实行"因事设岗、按岗定酬、竞聘上岗、一岗一薪、岗变薪变"的岗位工资制。

绩效工资主要是按照中心每月进行的内部绩效考核，兼顾社区卫生管理中心对本中心的机构考核进行分配的。绩效工资计算公式为：个人绩效工资（S）＝本月可分配总绩效资金/总绩效值×个人绩效值。为充分调动机构员工的积极性，提高工作效率，玉林社区卫生服务中心将岗位工资与绩效工资之比确定在1∶1.5，社保单位缴费基数为岗位工资与绩效工资之和的30.7%。

单项奖励根据内容比例又有所不同（见表6－7）。

表6－7 玉林社区卫生服务中心单项奖励一览表

单位：%

类　　别	奖励项目内容	奖励占项目收费的比例
手　　术	人工流产、妇科手术、安取环、清创	6
理　　疗	灸法、拔罐、电针、普通针刺、放血疗法、穴位注射、温针、敷贴、蜡疗、牵引、中药熏蒸、推拿	5
治疗与检查	视力筛查、智力筛查、黄疸测试、心理治疗、静脉注射、换药	5

资料来源：根据《武侯区社区卫生服务机构编制、人事和收入分配管理办法（试行）》整理。

（二）玉林社区卫生服务中心薪资福利体系评析

1. 同工同酬

同工同酬即做相同工作、职称级别相同的人，基本岗位工资设置完全相同。岗位工资作为玉林社区卫生服务中心薪酬体系的基础，体现了岗位对于组织的价值，并与外部市场上这一职位的价值相一致，同时考虑了公平与效率。中心在"同工同酬"的执行过程中，有无编制对待遇没有影响。

关于同工同酬问题，玉林社区卫生服务中心主任是这样表述的。

我们三年（2007～2010年）来都是实行绩效工资制，也做到了体制内外同工同酬，打破工资界限。关于有编制人员会不会有意见，在我们单位不明显，玉林社区卫生服务中心有编制的很少，只有4个。玉林从一开始就实施"同工同酬"，而且作为体制"新"的机构，基础比较好，没有老问题，没有退休人员问题，现在就一两个退休人员，国家也都包了。

· 114 ·

2. 向医生倾斜

绩效工资是整个薪酬设计的核心部分，奖金作为基本工资之外的增加部分，反映不同员工之间的工作水平差异。玉林社区卫生服务中心的薪资福利制度在设计时总体上向医生倾斜，例如医生的岗位基础工资比护士高，奖金基数也比护士高，大概是基本工资的 1.5 倍，且上下浮动。

表 6-8 玉林社区卫生服务中心岗位工资一览表

单位：元

岗位名称	职称级别	岗位工资
全科医师、中医师、公共卫生医师	无	900
	初　级	1200
	中　级	1500
	高　级	1700
检验、放射、B 超、心电图、药剂师	无	900
	初　级	900
	中　级	1100
	高　级	1300
护理人员	无	650
	护　士	800
	护　师	1000
	主管护师	1200

之所以向医生倾斜是因为医生承担的工作较多，责任较大。在访谈中，玉林社区卫生服务中心某全科医生团队长是这样表述的：

因为我们全科医生干的事情很杂很多，很多事情落实下来，我们都是主要的承担者。在绩效考核方面，应该对全科医生有倾斜，因为慢性病也占了很大比例，专科没有慢性病管理，但他们有其他的提成，我们全科没有，但是我们管理的慢性病病例比较多。我们全科医生在妇科（疾病诊治）方面拿得比他们多，一般来说多几百元，个别人如王医生，看的病人是其他人的两倍，这是个案。

3. 奖励设置的公益性导向

奖励设置是薪资福利管理的一个重要方面，能更加明确地体现社区卫生服务中心的工作导向，更加鲜明地反映社区卫生服务中心的价值取向。玉林社区卫生服务中心作为非营利性的公益组织，薪资福利体系在设计上更多体现它的公益性，如设置荣誉奖励，不同等级的荣誉有不同的奖励力度，以加强中心工作人员的服务意识。中心内部每年设有优秀团队、优秀员工——服务明星的评选。优秀团队通过每个服务小组组长、中心主任及书记投票选出，服务明星则由全体员工无记名投票选出，当选服务明星的员工的要求是没有无故缺勤、无主观原因投诉。根据得票数，前十名为服务明星，在荣誉的基础上，还将获得几百元的物质奖励。

4. 薪资福利体系面临新挑战

玉林社区卫生服务中心作为全国社区卫生服务领域的明星，其服务得到社区居民的广泛认可，表现就是服务量的稳定增长。然而，在"收支两条线"的经营补偿机制中，服务量的增加没有得到相应的补偿增加，导致中心上至主任下至员工的抱怨。

社区卫生服务中心的主任高××的意见如下。

绩效工资是"活"的不是"死"的，要有量化指标，要不断变化。激励机制充分与量化指标挂钩，按目前这么繁重的工作算，医务人员年收入应在7万~8万元，每年应随着门诊工作量的上升而同步上调绩效工资。还可根据物价上涨等因素每年按3%~5%的增幅进行调整。现阶段除绩效考核外，医生1500元、护理800元的岗位工资，在工作量翻了很多番的情况下，很多年都没有调（整）了。（这）对于保证人才长期在基层工作不利。

不能把绩效工资当做目前岗位工资的延伸固定下来，应根据每月工作量有所变化，充分鼓励多劳多得，这是符合小平同志提出的"三个有利于"指导思想的，做到科学考核，权责明晰，下不保底，上不封顶，从而激发员工的工作动力。

现在所有的玉林医生都对自己的工资不满意。工作比较繁琐，还有量的要求，如在创示范区，又要去筛查高血压、糖尿病患者，又要增加量的管理，但是在收入上没有（相应的）体现。工作量大，收入低。特别是和医院比较的话差距更大。不能把社区医生的工资和社会平均工资来比，这是没有可比性的。跟公务员等一般的办事人员比较，也是不对的。以2007年"收支两条线"改革为分水岭，玉林社区卫生服务中心职工对自己的工资普遍不满意。主要是收入没有显著变化，但是工作量猛然增多，物价上涨，直接反映就是中心人员流动明显。如果要调整薪酬设计的话，我认为应该在系数上定出基调。

第四节　激励机制

激励是指激发人的行为动机并使之朝向组织特定目标的过程。从心理和行为过程来看，激励主要是指由一定的刺激激发人的动机，使人有一股内在的动力，向所期望的目标前进。激励的功能包括激励及提升成员的士气、增进成员的工作满意度、预防及减轻工作的倦怠、提升成员及组织的绩效。

社区卫生服务机构内部激励机制体现在三个方面：一是分配激励，二是机会激励，三是责任激励。玉林社区卫生服务中心的激励机制主要包括以薪酬设计为核心的分配激励、以培训和项目为主的发展激励和中心主任风险目标抵押的责任激励。

（一）分配激励

为提高工作效率，在实践社区卫生服务机构"收支两条线"管理时，中心对工作人员的分配激励进行了改革，实行档案工资与绩效工资分轨制，推行岗位工资和绩效工资为主要内容的收入分配办法。

通过前面的分析，我们可以看到"收支两条线"管理后，中心在岗职工保留各自的基本工资，不与业务绩效挂钩，薪酬设计的重点在于绩效工资部分。由于绩效工资与职工的工作岗位、工作数量、工作质量和群众满意度等密切相关，其确定需要经过三个步骤，第一是确定岗位价值系数，第二是工作数量和质量考核，第三是综合考核。岗位系数由发展系数和个人总系数相乘得出，结合岗位的责任风险、技术含量、工作环境和职称来确定，并向中心负责人和全科团队倾斜。标准工作量包括基本医疗和公共卫生两部分。全科团队根据基本服务包的内容确定服务项目，完成上级规定的公共卫生服务内容和数量后可以得到相应的绩效工资。

按劳分配、效率优先，以绩效工资为主，兼顾岗位工资的薪酬设计，使工资报酬能够真正体现劳动、技术和管理要素的价值。绩效工资制的实施，不仅实现了政府要求的"一高三降"的目标，即门急诊量升高，次均费用下降，单处方费用下降，每床日费用下降，也提高了中心人员的积极性，提升了服务质量和工作效率，提高了服务满意度，得到了居民的认可和信任。

（二）发展激励

发展激励主要包括为优秀员工创造培训和学习进修的机会，鼓励社区医生参加全科医学考试，取得全科职业资格，强化全科服务技能；给员工以晋升的机会，业务优秀的员工优先予以提拔。玉林社区卫生服务中心的发展激励主要体现在如下三方面：重视继续教育和培训，创造良好的学习氛围，提高医务人员素质；鼓励员工参加培训以及开展培训；鼓励员工积极参与项目研究和担任带教。

表6-9 玉林社区卫生服务中心继续教育的要求

中心定期举办内部培训，全年不少于15次。
积极参加省区市组织的各种继续教育培训课程。
选派医生和护士到上级医院进修。
全年人均继续教育学分不少于25分。
继续参加《成都医药》刊授的继续教育课程。
借鉴"共同学习项目"的方法开展交流学习。

玉林社区卫生服务中心所提供的培训机会很多，既有内部在职培训，又有外出脱产培训；培训涉及国家、省市、区县各个级别层次。转岗培训也很多，要考医生、护士职业资格，相关的培训也多。如果各个科室有机会去医院学习的话，只要人手排得开，中心都是比较支持的。对代表中心出去学习的职工，中心不但不扣钱，而且还帮他们出钱。尽管日常业务量很大，中心还是尽量安排培训的机会。因参加培训而考核分比较少的，中心还给一定的加分。15天以下的每天加一

定分数，15 天以上的这个月就拿平均绩效。

关于培训和工作之间的协调，中心是这样安排的：如儿保科的医生想去华西附二院门诊学习，三个医生中先派出一个去学习，剩下两个人就承担三个医生的工作，轮流出去学习。B 超和心电图中心只有一个人，想安排出去就很难，培训受人手影响很大。

玉林社区卫生服务中心在为员工创造培训与学习机会的同时，还积极承担多项社区卫生带教工作，分别于 2004 年 7 月、2007 年 6 月及 2008 年被授牌成为"四川大学华西护理学院社区护理实践基地""四川省全科医学培训中心社区培训基地"及"四川大学华西金卡医院住院医师规范化培训社区实践基地"，2009 年，中心被正式授牌为"中国社区卫生协会适宜技术培训基地"，并先后举办了 3 期全国社区高血压、糖尿病适宜技术培训班，培训学员 200 余人，为培养优秀的社区医生及护士做出了巨大努力。

（三）责任激励

中心主任月收入按职代会通过的岗位工资和绩效工资执行。一是年初中心主任向卫生局缴纳年薪 50% ~60% 的风险抵押金，卫生局原则上按 1∶1 配套，年终按卫生局千分制综合目标考核后的分值兑现年薪。二是完成目标任务较好的中心主任，年收入不超过卫生局核定的职工平均收入的 3 倍。三是对不能完成目标任务的中心主任，按比例扣减年收入，对综合目标考核成绩在 70% 以下的中心主任全额扣罚上缴的风险抵押金。风险目标抵押责任制的实行，有效激发了中心主任的工作积极性，同时也增强了中心主任抓好工作的风险意识，从而确保社区卫生服务中心工作的有效完成。

（四）其他

荣誉激励：玉林已作为一个品牌，深入人心，中心员工有身为一个"玉林人"的自豪。"在玉林工作的人都有一种成就感，大会上提起在玉林工作，就很高兴。玉林这个环境里面有荣誉感，来参观的很多（省外省内都有）。尤其在省外开会时，提起在玉林工作时非常自豪和高兴。"

文化激励："玉林作为培训基地，会给大家讲课，发资料。玉林有很多培训老师，他们都是不断地培训出来的，现在作为老师来培训别人。这就是文化感染。玉林向外培养了很多人才，可以说玉林是培养人才的摇篮。"

精神激励："玉林工作忙，玉林员工的付出比别的地方多得多。在玉林的时候都没有看到谁下班就关门，都是把工作做完后再回家。不是说玉林一定好，但是看玉林人员的工作素质和精神面貌，就知道他们不只是为了来工作，更是为了自身发展。"

人性化实施：玉林社区卫生服务中心在实施奖惩的过程中带有一定的人性化，以温情增强团队的凝聚力。尤其在执行惩罚性措施时更是谨慎，以免因此挫伤员工的积极性。

玉林社区卫生服务中心主任高××进行了如下描述：

> 玉林之前根据"末位淘汰"制淘汰过人。比如连续几次是末位，同等的工作条件、工作背景、工作待遇，你的工作量最少，那只能不好意思了，你得走。我们之前淘汰过一个护士，她后来到其他中心成了一个管理者。淘汰原因是工作态度、工作能力、工作方式有问题。结果淘汰以后大概基础比较好，反而成了其他中心的骨干。末位淘汰也不是说非要淘汰，但如果你连续排最后一名，每个月都有考核，每个月都是最后一名，那就有问题了。连续三个月末位会提出一个整改建议，再连续观察三到六个月不等，看有没有原因。是不是你的技术、态度、方式、水平不到位，投诉比较多，我们现在医生和护士是配对的，一个团队，如果这个医生说你不好，换到下一个医生，下一个医生也不要你，连续两三个医生不要你，那就没岗了。
>
> 在具体指标考核上，具有一定的灵活性。比如我要求管 100 个糖尿病患者，99 个和 101 个差别不大，但是你只能管四五十个，连人家的 60% 都达不到，那就是有问题了。

第七章　玉林社区卫生服务发展的政策环境

我国社区卫生服务发展的雏形可以追溯到 1981 年上海市上海县开展的卫生服务调查，此次调查在我国首次提出了社区医学的概念。之后，在世界卫生组织的建议下，全国广泛开展了初级卫生保健，这可以被看作城市社区卫生服务发展的基础。"社区卫生服务"这一名称的正式使用始于 1996 年全国卫生工作会议，一些城市在初级卫生保健的基础上，根据卫生服务需求的变化，进一步加大社区卫生服务的力度。1997 年全国卫生工作会议《中共中央、国务院关于卫生发展与改革的决定》首次将社区卫生服务写入中央政府的文件，《决定》指出要"改革城市卫生服务体系，积极发展社区卫生服务，逐步形成功能合理、方便群众的卫生服务网络"。1997 年底在济南召开的社区卫生服务工作会议，全面拉开了社区卫生服务工作的序幕。

政府在我国社区卫生服务发展过程中发挥着非常重要的作用，总体上可概括为三个方面：其一是行政许可，根据区域发展规划对符合条件的社区卫生服务机构发放行政许可，准予其为服务区域内居民提供社区卫生服务；其二是制定政策，规范与协调社区卫生服务的提供，使社区卫生服务的发展不偏离政府所期望的方向，提供符合要求的、安全有效的社区卫生服务；其三是为社区卫生服务筹资，为社区卫生服务提供所需要的场所、设备、资金和人力资源。这三个方面不是相互排斥的，存在一定程度的重叠。当然，不同级别的政府所发挥作用的领域和侧重点会有所区别，但总体上，都没有超出这三个方面。

本章将就玉林社区卫生服务发展过程中，同中心有密切关系的各级政府及相关机构的作用加以论述，以阐述社区卫生服务发展所需要的政策环境。

第一节　玉林社区卫生服务发展政策环境概述

玉林社区卫生服务中心的发展与各级政府存在密切关系，各级政府及相关机构对中心发展起着很重要的作用。中心成立之初，中加、中英等国际社区卫生服务合作项目的落地是通过政府间合作实现的，而国际合作项目的成功又进一步增强了政府对中心的信心和认可，形成了政府与中心的良性互动，玉林社区卫生服务中心充分把握这个良好的发展机遇，在过去十年中实现了从无到有，并一举成为全国社区卫生服务发展的明星和标兵。

与中心有关的政府部门主要包括三类，一是武侯区人民政府（玉林街道办事处是武侯区政府的派出机构）；二是代表政府行使业务管理与指导职能的行政主管部门，即武侯区卫生局及其下设机构；三是为了便于业务开展，充分实现政府对社区卫生服务的功能定位，涉及的上级医院及专科医院，这些机构与玉林社区卫生服务中心之间形成双向转诊及专业指导与培训关系。

武侯区对社区卫生服务的管理主要是通过社区卫生服务管理中心对全区的社区卫生服务中心（站）进行管理考核，卫生局根据考核结果核定向各社区卫生服务中心（站）的拨款，因此，武侯区社区卫生服务管理中心具体承担了社区卫生服务中心（站）的管理与考核工作，具体关系如图7-1所示。

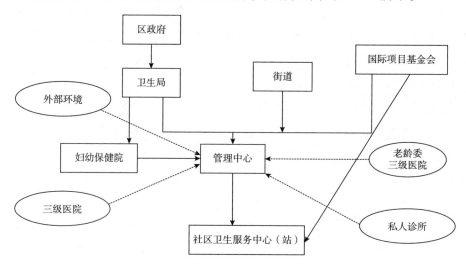

图 7-1　玉林社区卫生服务中心的政策环境关系

第二节　管理指导玉林社区卫生服务发展的上级部门

玉林社区卫生服务中心从成立之初就承担了卫生部社区卫生服务推广试点项目，探索"政府主导，社会参与"模式。

玉林社区卫生服务中心在行政上隶属于武侯区人民政府，上级管理者分为多个层次，武侯区政府负责社区卫生服务发展的宏观管理与规划、医疗卫生机构布局等，是社区卫生服务的主要资金提供者，武侯区卫生局和武侯区社区卫生服务管理中心分别在具体业务开展上给予指导和管理。

（一）武侯区政府及玉林街道办

1. 宏观管理与规划

武侯区政府作为集经济、社会、民生、医疗、教育、文体等职能于一体的管理者，对玉林社区卫生服务中心在政策引导、决策制定上起着宏观的指导作用，确保了中心服务的公益性。

最初建立玉林社区卫生服务中心这一公共卫生服务机构时，发起者期望设立一个专门的管理委员会，依靠这个委员会对中心进行管理，这一点类似于法人治理的理念，管理委员会作为政府的代理机构对社区卫生服务中心的运作进行管理，这样就避免了政府直接运行社区卫生服务中心。

随着社区卫生服务的发展，武侯区根据人口和社区特点进行统一规划，每个街道都成立了相应的社区卫生服务中心。这就需要对卫生服务管理进行统一规范，于是，武侯区卫生局在 2007 年设立了武侯区社区卫生服务管理中心，取代了原先的管理委员会。相应的，管理权由原来的管理委员会移交至武侯区社区卫生服务管理中心。武侯区政府的目标是通过社区卫生服务管理中心实现社区卫生服务的政府主导，将社区卫生服务中心打造成武侯区政府办社会事务的标杆，形成一种服务标准和服务模式，一种被群众接受和喜欢的模式，对其他服务机构的管理可以参照对社区卫生服务中心的做法。

2. 武侯区政府的统筹管理策略

武侯区政府通过政策制定与实施实现在宏观层面对玉林社区卫生服务中心的管理，规范与协调中心的发展。

（1）为中心建立与发展提供全方位支持

首先，玉林社区卫生服务中心的主任招聘是由区政府牵头完成的。虽然2000年中心成立时，是通过管理委员会面向社会招聘，但是如何招、招什么样的人，这些都需要与区政府进行沟通。武侯区时任安区长强调：

> 区政府对玉林社区卫生服务中心主任的选拔工作高度重视，因此区政府专门派了负责人参与管委会的招聘工作，在大方向上做出指示，最终确定了第一任玉林社区卫生服务中心的主任，也（希望）由此以点带面，给其他社区卫生服务中心的人才招聘和引进工作做出示范，具体的招聘工作则放手让各社区卫生服务中心自己统筹安排。

在中心工作步入正轨后，武侯区政府根据社区卫生服务中心及大环境的需求，不断推出新的政策，以促进中心更好地发展。2007年，武侯区成立了社区卫生服务管理中心，武侯区委区政府把这一年作为社区卫生服务年，把社区卫生工作作为全区的一项重点工作来做，这在全国尚属创新之举。这样一来，加大了其他各个部门的支持力度，政策支持也比较容易到位，相继出台了多项相关政策，包括绩效考核、整合中心编制成为政府认可的科级事业单位等。这些政策为玉林社区卫生服务中心的发展带来了好处，同时进一步增强了中心与区政府的密切联系。

（2）协调与其他机构之间的冲突

如前文所述，玉林社区卫生服务中心的工作并非独立的，与其平行的还有诸多相关机构，而在政策上协调好这些平级机构之间的工作关系，是区政府的另一项重要工作。

玉林社区卫生服务中心建立之初，其与卫生局、街道的关系就是由区政府来协调的。时任区长表示："中心在与其他部门沟通之前，首先必须让区政府了解，通过区政府能更有效地解决问题，同时还避免了平级部门之间不必要的摩擦。"2003年国家提出要计卫合作，而六位一体本身就包含计生服务。当时刚刚上任的安区长提议将计生工作整合到社区卫生服务中心的日常工作中。这项看似简单的合并工作，执行时却出现了问题，因为当时的政策规定，计生工作只能由计生部门来做，不能转移给其他部门，这不是服务或技术上可以解决的问题，而是遇到了政策方面的障碍，这时就需要区政府从中协调，从更高的层面上对相关各方的关系进行协调，进而确保整体目标的实现。

3. 社区卫生服务发展必须得到地方政府的支持

政府的支持是一个项目得以实施的重要基础，在我国，政府是维护人民根本利益的代表。如果一个项目可以让民众受益，而且契合地方政府的发展目标，那么这样的项目就很容易获得地方政府的支持，从而在项目的设立和发展上都可以得到保障。反之，如果缺少地方政府的支持，那么项目或者机构有可能无法得到较好的发展。因此，要让项目和机构得到支持、得以发展，首要条件还是根据国情、地方实际情况，寻找具体的工作方法，想方设法得到地方政府政策和资金等多方面的支持。

要找准切入点，让地方政府愿意甚至主动帮助项目运转，双赢是必要的理念。一个项目要顺利运行，需要让参与各方都受益，这符合当前合作和共享的时代潮流。

玉林社区卫生服务中心设立在成都市武侯区，中加项目的引入对其发展发挥了重要的推动作用，它的管理理念为玉林社区卫生服务中心提供了重要的借鉴。在获得政府支持方面，中加项目也发挥了重要作用，作为卫生部项目，它使得玉林社区卫生服务中心得到省、区、市各级政府的政策与资金支持。

（二）玉林社区卫生服务中心的业务行政主管部门——武侯区卫生局

1. 从合作管理到上下级管理

当时玉林社区卫生中心作为一个新试点，中加项目课题组并不希望完全由政府经营管理，项目总负责人陈博文教授对一个独立的社区卫生服务中心抱有很高的期望。陈博文教授提议让武侯区卫生局参与中心的共同管理。与卫生局的洽谈，最初谈得很顺利，但在谈到管理体制和运行模式时双方产生了意见分歧，中加项目课题组的设想是让玉林社区卫生服务中心在管理运营上保持独立，在服务上更加符合国际化的社区卫生服务模式，而这一切对当时中国的医疗体制来说，无疑是个冲击，管理层和医疗卫生服务人员都对社区卫生服务的理解不够深入，这需要一个循序渐进的过程。

刚开始，中心按照课题组的提议建立了管理委员会，由来自卫生局、项目组、社区卫生服务中心的代表构成。但随着社区卫生服务的不断发展，武侯区社区卫生服务中心逐渐遍布所有街道，需要进行统一管理与规范，加之，政府的社区卫生服务经费管理方式发生了变化，所以2007年武侯区卫生局成立了社区卫生服务管理中心，对区内所有的社区医疗机构进行统一管理。

2. 武侯区卫生局的主要职能

（1）协调

如果说区政府是在宏观政策层面起指导作用，在部门工作冲突方面起协调作用的话，卫生局就承担了具体落实的工作。社区卫生服务中心的许多职能需要其他外部组织，如街道、妇幼保健院、项目组的支持，卫生局在中间起协调作用，帮助沟通。玉林社区卫生服务中心如果自己去寻求帮助，不仅给自己增加了工作量，而且也没有身为管理者的卫生局有优势。比如中心刚成立的时候，需要医院把社区卫生服务的工作分离出来，医院本来不肯，是卫生局出面做了很多动员工作，才成立了新的玉林社区卫生服务中心。

（2）资金支持

玉林社区卫生服务中心在设立之初，由卫生局、街道、项目组共同出资，其中卫生局在经费投入上发挥了显著作用。中心独立运转后，卫生局设立了发展基金，这是帮助中心持续运作的一项措施，可以说是起到了关键作用。

刚开始玉林社区卫生服务中心不能自负盈亏，如果不是卫生局每年几十万元的投入，中心很难生存下来。中心成立半年时，各方筹资一次性向中心投入了100万元，这笔钱主要用于中心的装修改造，购置药品、服务设备、办公用品，发放工作人员工资等方面。

卫生局万局长在接受采访时表示：

> 看到刚刚起步的玉林（社区卫生服务中心），当时只有一个想法，就是给钱。每年给的钱不少，用于买设备、人员培训、发放人员的工资（当时除了保健院留下来的七八个人，剩下的二十几个都是要发工资的）。当时看重的更多的是社会效益，而不是经济效益。在头两三年，玉林资金不足的地方卫生局都要补助，还要留住招聘人员。培养一个全科的、有社区卫生服务意识和技能的人很难，既要考虑经济，又要考虑让大家心甘情愿地留下，把这个事情做成。

不过在当时的大环境下，政府也有困难，虽然尽了力，但投入仍然不能满足玉林社区卫生服务中心的经费需求，中心的经费缺口大概每年在 100 万元，应该付给药品供应商的钱不能及时支付，运营在一定程度上受到影响。直到 2009 年底，政府财政拨款才比较正常，能做到本月内结算上个月的账。

（3）人事分配制度改革

武侯区卫生局指导玉林社区卫生服务中心进行了人事制度和工资制度的改革。人事制度改革包括招聘、培训、编制三个方面，工资制度改革包括绩效考核、按劳分配两个方面。

在人才招聘、培训方面，武侯区卫生局具有整合资源的优势，在把握了宏观发展方向后，中心能招聘到更合适的人才。在当时的情形下，由武侯区卫生局牵头开展人才招聘和培训工作，是最好的选择，因为武侯区卫生局是以武侯区政府为后盾的，更加容易使应聘者产生稳定感、安全感。

在编制方面，玉林社区卫生服务中心设立之初是没有固定编制的，2003～2004 年，万局长离任前反复找区委书记和区长协商，终于给社区卫生服务中心争取到了编制。

工资制度改革是跟随全国医改大潮进行的，因此由武侯区卫生局在宏观上进行把握。总的来说，将社区卫生服务中心的服务和管理分开，强化了其医疗服务职能，对工作方式、发展方向的把握就变得尤为重要，卫生局也意识到了这一点，认为在新兴事物出现之初，放权和支持是最好的方法，因此在实际管理中也适当地给中心一定的自主发展空间。

3. 以放权为手段的管理思想

武侯区卫生局对玉林社区卫生服务中心的管理通过卫生局下属机构——社区卫生服务管理中心来实现。具体的管理方式，从卫生局的角度来说，就是放权。这一点对于机构的管理者来说非常重要，前卫生局长万局长认为，不管做什么事都不能把下属机构抓得太死，特别是在这种探索式的项目中，卫生局已经尽自己最大所能为它们创造了条件，能够支持、能够满足的都尽量做到，确确实实做到了放权。万局长在访谈中提道：

> 当时对玉林社区卫生服务中心情况的汇报，常规上是逐级上报，但是比较大的比如买设备的资金到位问题就可以直接找局长。从局长这里得到的主要是可行方法上的帮助，具体的相关经费则是由卫生局去进行协调到位。

另外，在对中心的管理方面，局长和分管局长都非常支持。当时有个中心的宣誓活动，在揭牌仪式上卫生局的两个副局长都参加了，这种支持是不能用金钱来衡量的，是无形的支持。当时玉林社区卫生服务中心工作人员都有第一批探路者的荣誉感，这些与卫生局的支持是分不开的。

（三）社区卫生服务具体考核与管理者——武侯区社区卫生服务管理中心

1. 管理中心的成立起因

前文提到过，在玉林社区卫生服务中心成立之初曾专门成立过一个管理委员会，但是并没有存在很长时间。虽然初衷是设立独立于政府之外的机构，但是管委会的成员主要来自市卫生局和区政府，职责是招聘医技人员，中心的第一任主任就是招聘过来的。管理委员会只在成立之初开过一次会，讨论中心的相关章程，后来就形同虚设了。

2007 年，卫生局成立了社区卫生服务管理中心，专门负责社区卫生中心的经费使用和绩效考核工作。现在武侯区 13 个街道共有 12 个中心，其中 11 个都是由政府管理的。

2. 社区卫生服务管理中心的主要职能

社区卫生服务管理中心虽然也是社区卫生服务中心的管理者，但是相比区政府和卫生局来说，对玉林社区卫生服务中心的指导与管理更加具体。

（1）政府药品设备采购

政府采购分为药品类和设备类，药品实行政府采购，管理中心负责组织药品顾问、医生、药师确定药品采购目录，交给政府财政局的采购中心，由政府的采购中心统一挂网招标。这种模式的优点在于安全，可以控制病人过度用药的情况，缺点是采购的药品有些并不是完全符合需要，慢性病患者需要的一些药物没有进入采购目录，导致社区卫生服务中心病人减少，管理中心要再根据实际情况和上级部门协商沟通。药品实行统一采购后，社区卫生服务中心的自主权减少，上级对社区卫生服务中心的用药情况进行监督，药品采购变得更加透明，中间流程与环节减少。

武侯区社区卫生服务管理中心在设备采购上的作用更加显著，它收集全区 11 个社区卫生服务中心的需求，统一配置，减少了大型设备的重复添置，避免了医疗设备空置、利用率低等问题，同时，设备根据社区卫生服务中心的实际使用量配给，社区卫生服务中心之间实行共享。

（2）绩效管理

首先，社区卫生服务管理中心制定绩效考核方案，对全区社区卫生服务中心（站）进行绩效考核，以确定绩效工资的发放。武侯区社区卫生服务管理中心每个月会派出绩效考核小组到各社区卫生服务中心进行绩效考核，考核小组由管理中心的工作人员和分别来自两个社区卫生服务中心的负责绩效考核的人员组成。每月的绩效考核大约进行 8 天的数据采集，通过外请公司设计的运算程序进行计算，确定每个月下拨的绩效工资。绩效考核的实施对社区卫生服务的开展起到了一定的导向作用。

（3）财务管理

武侯区社区卫生服务管理中心是武侯区政府财务支出的分中心。管理中心成立后，医院的财务功能弱化了，只需要报账，提高了效率。管理中心实际上是执行机构，可以管理，但不可以决定分配，只能通过绩效考核分配工资，其余都是由卫生局决策。

3. 管理中心促进了社区卫生服务中心的角色转变

玉林社区卫生服务中心从一个独立的社会服务机构，转变为卫生局下属的医疗机构，转折点就是 2007 年成立了社区卫生服务管理中心。从玉林社区卫生服务中心管理层设置的改革上可以看出，从创始初期的管理委员会，到后期的管理中心，从独立于卫生系统的管理和领导，到隶属于卫生局的管理中心，其领导方式已经完全改变，从玉林社区卫生服务中心的发展来看，结果也是令人满意的。这样的改变符合事物发展的内在规律，做到了平衡各方的要求，这样的模式虽然有别于国外的成熟模式，但符合中国国情和成都实际情况。

这样的管理方式可能并不是最完善、最有效的，但就目前来说，还是可行可取的，因此也就有它存在的价值和意义。如果实际情况发生了改变，那么管理方式则需要相应改进。

（四）项目的最初发起者——国际项目基金

玉林社区卫生服务中心的设立和发展，主要依托了中加、中英两个项目。

中加项目引入了社区卫生服务这一模式，还引入了软件管理流程、ISO9001 标准化质量管理体系；中英项目则增加了社区卫生服务中心的服务内容——贫困人群的医疗救助和社区卫生服务。在经费方面，中加项目提供了 150 万元，紧接着中英项目的资金也落实了，这是玉林社区卫生服务中心得以持续发展的关键因素。

玉林社区卫生服务中心运行之初很艰难，医技人员对社区卫生服务理念不熟悉，管理者也在摸索中学习，刚开始更像是一个门诊部。后来通过中加合作项目，增加了软件管理、ISO 管理体系和内部质量控制的内容，一段时间后逐渐步入正轨。接下来就有中英项目的参与，如果说中加项目是玉林社区卫生服务中心发展的起点，那么中英项目就是玉林发展的催化剂，通过对社区卫生服务内容的规范和充实，推动了整个社区卫生医疗服务的发展。中英项目引进后，玉林社区卫生服务中心经过一两年的运行，逐步规模化了。

第三节　与玉林同发展的平级机构

（一）服务对象的管理机构——玉林街道办

1. 既是领导又是同级的双重关系

社区卫生服务中心被纳入街道成为其一个直属机构后，接受街道办和卫生局的双重领导。社区卫生服务中心的服务对象主要是居民，而居民的直接管理机构就是街道办，因此两者的工作内容又有交叉。

玉林模式的成功得益于其与街道的良好关系，从 1999 年开始洽谈玉林社区卫生服务中心这个项目，街道办就是其中的重要参与者。街道办一直把社区卫生服务中心作为自己的机构，有 7 个街道的周一例会都会请中心主任参加。街道具有社会管理职能，而且有由群众自己组织的居委会，能够得到百姓的信任和支持。

街道办主任谭书记告诉访员，"过去（街道和中心）可以视为两家人，中心就是卫生局下面的一个医疗机构，而街道和玉林社区卫生服务中心就是互相帮忙的关系。两年前武侯区街道管理体制进行了改革，现在街道与卫生局是双重管理，卫生局是中心的领导，和中心是业务上的指导关系，同时中心也接受玉林街道党工委和办事处的领导，这种调整更加符合街道卫生体制"。

2. 全方位支持玉林社区卫生服务中心开展工作

（1）资金、硬件设施的支持

玉林社区卫生服务中心设立之初，街道提供了 10 万元的资金支持，此外还提供了救护车等硬件设施，玉林社区卫生服务中心的新办公楼也得到了区政府、卫生局和街道的大力支持。中心工作步入正轨后，街道对社区卫生服务中心的资金支持每年保持在 20 万元左右。

（2）组织健康教育的宣传及病人的巡访和建档

健康教育和为居民巡访建档是社区卫生服务中心的一项基本工作，街道办会定期组织社区居民来参加玉林社区卫生服务中心举行的各类公益活动，接受健康教育。街道办会提前做好组织宣传工作，并提供公益活动场所。

健康教育和宣传内容以多发病和常见病的防治最为普遍，包括针对生活常识的健康教育、老弱病残的健康教育、脑血管和其他疾病的防治教育等。玉林社区卫生服务中心主要为玉林社区居民提供社区卫生服务，通过定期的健康教育，可以使慢性病患者在治疗、预防、日常生活等方面得到更多的指导。

（3）老年人、孕产健康服务

健康服务包括提供家庭医生、家庭病床。例如慢性病之一的糖尿病，病人不需要长期住院，可以在家里治疗，在治疗方案已经确定，且药品保证安全的情况下，医生可以通过与中心联系后进行上门服务，到病人家里为其输液治疗。此外，玉林社区卫生服务中心和街道办还为辖区内的孤寡老人建立了"一键通"，行动不方便者有需求时只要按一下设置在家里的按钮，社区卫生服务中心的电脑上就会显示哪里有需求，家庭医生就可以上门入户诊断。

（4）调节监督作用

街道办对玉林社区卫生服务中心的考核是粗线条式的，与管理中心的考核不同，主要是向居民发放问卷，咨询居民的意见、态度。另外，还有党建方面的监督，主要针对中心的党支部，考核党委、支部，评选先进医生和护士，以及创新争优等。

协调主要是指帮助玉林社区卫生服务中心与老年委、残联合作互助等。街道办具有社会管理职能，由群众自发组织的居委会，比较容易获得社区居民的信任。老龄委在街道有分会，由街道办民政科管理。这些都是街道办的分支机构，因此只要街道办事处出面协调，基本就可以解决问题。

（二）平行的合作机构——三级医院、妇幼保健院、私人诊所

玉林社区卫生服务中心是武侯区一级医疗机构，在其周边还有其他医疗机构，这些机构之间既有特定的工作分工，又存在一定的合作，共同构成了一个完整的医疗卫生体系。

1. 三级医院

离玉林社区卫生服务中心最近的医疗机构就是著名的华西医院，从对华西医院的医生访谈中可以发现，三级医院对社区卫生服务中心基本持认可态度。一方面，基层医疗机构可以缓解三级医院的医疗资源紧张，减少医疗资源浪费，减少三级医院的医生从事的过于基础和简单的工作，使其可以集中精力于专科以及疑难杂症；另一方面，三级医院与社区卫生服务中心的受众定位不同，两者不存在明显的竞争关系，相反，三级医院还可以帮助社区卫生服务中心进行医生和护士的技能培训，社区卫生服务中心也能为三级医院提供慢性病患者的基础数据，目前三级医院和社区卫生服务中心在一些科室内还建立了双向转诊的合作关系。

2. 武侯区妇幼保健院

玉林社区卫生服务中心就是在妇幼保健院的基础上改建而来的，区妇幼保健院在计生、妇幼保健方面，对玉林社区卫生服务中心的发展提供了非常大的帮助，主要为技术指导与业务培训。二者之间的分工逐步形成，社区卫生服务中心承担的是基础工作，如筛查、跟踪产妇恢复情况，普及育儿知识等，技术性强的工作则由妇幼保健院承担，中心和妇幼保健院的合作非常紧密。妇幼保健院的一些基础性工作也都交由玉林社区卫生服务中心完成，如家庭医生入户随访时完成随访卡的记录，与此同时，妇幼保健院也对中心的医生和护士提供医疗技能上的培训。妇幼保健院和玉林社区卫生服务中心在计生服务、妇幼保健工作上已建立了完全双向转诊制度。

3. 私人诊所

武侯区和成都其他区一样，私人诊所数量多。私人诊所会不会对玉林社区卫生服务中心的发展构成威胁呢？带着这个疑问，我们探访了一些私人诊所。我们发现，私人诊所和社区卫生服务中心之间的关系并非一般人想象的那种你

死我活的同业竞争关系。事实上，玉林社区卫生服务中心的设立对该地区私人诊所的影响还较为有限。某私人诊所代表认为：

> （服务机构）由于各自的（服务）定位不同、服务人群的健康需求有差异，而且机构各有所长，（因而）服务对象不同。不管是私人诊所还是社区卫生服务中心，想要生存还是要依靠过硬的技术和周到的服务。

由于病人的需求存在差异，各种医疗机构的服务也有差异性，所以私人诊所的存在有其合理性，其在病人就诊时能提供的服务时间更多，解释得更清楚，询问得更仔细。

武侯区卫生局的领导也表达过类似的看法，目前成都市病人就医的需求量和成都所拥有的医疗资源还不成比例，医疗资源仍存在缺口。私人诊所运营成本低，不需要大型检查设备，病人在大医院做完检查即可直接过来就诊，利润也不大。这是私人诊所得以存在的原因之一。

4. 提供服务对象的合作机构——老龄工作委员会

老年人的健康保健需求相对于青壮年人口而言是旺盛而稳定的，他们是社区卫生服务的重点人群之一。为保障老年人的健康权益，武侯区老龄工作委员会与玉林社区卫生服务中心开展了多项试点工作，为老年人组织各种医疗保健活动。

玉林社区卫生服务中心在为老年人服务、老年病宣传等方面工作都做得比较细，比如定期的免费体检、老年人健康知识宣传、家庭走访、提供家庭病床等，是社区卫生服务的重要内容，也是老龄工作委员会对老年人权益保障所重点关注的领域，这样，通过老龄工作委员会向政府建议，由政府向社区卫生服务中心购买服务的形式，社区卫生服务中心获得了稳定的服务对象，得到了政府稳定的经费支持。而社区卫生服务中心提高了老年人的健康水平，老年人健康了，问题少了，老龄委的工作也就变轻松了，这是一个良性循环。

比如，武侯区政府决定为90岁以上的老年人每年免费体检一次，而一些经济条件较好的街道，将免费体检的范围扩大至60岁以上的老年人。政府给予一定的经费补偿，这项工作由老龄工作委员会组织实施。由于玉林社区卫生服务中心具有良好的口碑，老龄工作委员会指定由玉林社区卫生服务中心承担每年的老年人体检服务工作，使得中心在社区老年保健方面获得稳定的服务对象，中心则由于其优质服务更容易获得社区老年人的认可。

通过对玉林社区卫生服务中心发展的政策环境进行梳理，我们深切感受到一个新生事物的发展得到了政府的极大支持与关怀。无论是资金、人力还是其他方面，玉林社区卫生服务中心都得到了前所未有的支持。

玉林社区卫生服务中心作为一个社区卫生服务试点机构，在十年发展中几经变革，日趋成熟，引领着中国社区卫生服务发展的前进方向。

第八章 玉林社区卫生服务模式
价值的再发现

通过对玉林模式的发展历程及其基本结构性要素的分析，我们发现玉林模式是一个复杂的概念，在不同的时期，它具有不同的制度特征，这反映了我国社区卫生服务发展尚处于探索阶段。在探索阶段，政策具有较大的波动性。玉林模式特征的变化从根本上来说，是对宏观政策环境变化的适应与服从。而在过去 10 年间，对社区卫生服务发展影响较大的是支付模式的变化，即 2007 年开始实施"收支两条线"的预算管理模式，这一变化对玉林社区卫生服务发展的影响是深远的，成为玉林社区卫生服务中心发展的一个分水岭。本章我们将介绍"收支两条线"预算管理的实施为玉林社区卫生服务中心所带来的影响及其模式特点的变化。在此基础上，我们将进一步探索玉林社区卫生服务模式的理论价值及其政策启示。

第一节 玉林社区卫生服务模式的制度特征

（一）经营管理自主性

从 2000 年至 2007 年间，玉林社区卫生服务模式呈现一种社会企业风格，其经营管理的自主性为其服务获得了很高的灵活性。虽然其作为社区卫生服务组织并不具有对医疗卫生服务和药品的完全决定权，但是，在政府卫生部门及其规章制度的约束下，玉林社区卫生服务中心仍然具有一定的药品采购和差价控制权，通过其优质和高效率的医疗卫生服务模式可以获得比较好的收入。而同时，玉林社区卫生服务中心也拥有比较充分的对员工服务进行质量考核和监督的权力，以及改善员工福利和薪酬的权力等。于是，在平衡组织的收入和支出方面，中心显示出比较高的灵活性和机动性，如以前玉林社区卫生服务中心没有空调，而成都没有暖气，很多医生穿着棉袄再套一个白大褂工作，不仅有损医生形象，而且也不利于医疗活动的开展，比如冬天测体温、量血压容易引起病人受凉感冒等。于是，社区中心的领导决定在中心大楼内全部安装空调。此外，玉林社区卫生服务中心还将信息网络设施铺设和覆盖到整个中心，中心管理者认为"信息系统是为医生服务的，不是为政府服务的，是为了医生开展服务设计的，而不是为了政府监管医生设计的"。医生需要什么样的服务支持和关怀激励呢？显然，高度灵活的自主管理模式不仅显著改善了玉林社区卫生服务中心的硬件环境和文化氛围，而且也显著提高了员工工作的激情或积极性，这是玉林卫生服务中心管理者一直高度关注和思考的问题。

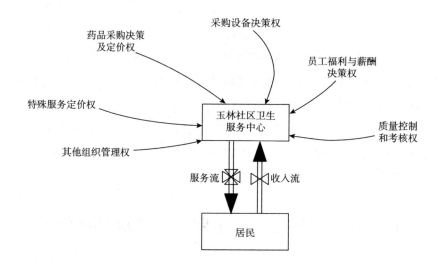

（二）公益性目标和效率的高度相容性

可以说，长期以来在很多事业单位或公共部门，公益性目标已经习惯于被作为一种口号，仅仅出现在机构的工作报告或管理者讲话之中。而将公益性真正落实到行动和服务的细节以及效果上，则是非常不容易的事情。可是，玉林社区卫生服务中心却在很多细节之处比较好地展现了非营利组织的公益性。如利用媒体进行广泛宣传，密集的宣传和造势吸引了辖区内的许多老百姓前来体验高质量的卫生服务。一改过去医疗机构封闭式的收费窗口为柜台式的收费中心，这种开放式的设计使医生和患者处于同一层次，不会让患者刚进来就和医生产生一种距离感或隔阂感。当时中心有些人担心"钱财不好管理，怕丢钱"，陈博文说，"五星级的酒店都是开放式的，他们怎么不怕丢钱？"因此，玉林社区卫生服务中心特别注意尊重患者，比如"医生要叫患者名字不能叫患者编号"，尽管这是一个很小的细节，但这个细节却透漏出玉林社区卫生服务中心坚持"以人为本"的服务理念。

为了改变公众对社区卫生服务机构的观念，玉林社区卫生服务中心管理者充分意识到社区卫生服务机构应该区别于私人诊所和大医院，即社区卫生服务机构需要的不是专科医疗技术水平的提升，而是通过适宜的、质优价廉的医疗卫生技术为社区居民提供连续的、全方位的医疗服务与健康咨询，通过深入社区与家庭的贴心服务来赢得社区居民的信任，为那些慢性病患者或常见病、多发病的患者提供个性化、综合性、连续性的卫生服务。那么，如何保证和提高医生的医疗卫生服务水平呢？如何确保医生有动力在其医疗卫生服务过程中能够充分展现玉林模式所突出的个性化、连续性和公益性目标呢？

玉林模式的倡导者和管理者相信医生个人的利益追求和机构的公益性目标并不矛盾。玉林的管理者认为"个人没有公益性之说，只有慈善"。一个组织的公益性目标的实现不能长期依赖于医生个人的牺牲和慈善动机，相反，追求公益性的组织在其发展过程中需要对其组织成员给予充分的回报，以换取成员的努力工作和组织服务效率及质量的提升。玉林模式的一个重要激励机制是将医生的工作产出效果和其收入建立了紧密的联系。用玉林的朴素的语言来表达，即"医生管的病人越多，赚的钱越多；管的质量越好，赚的钱越多；管的老百姓越满意，赚的钱越多"。这表明在玉林，医生只有努力工作，工作量越大，服务质量越高，公众满意度越高，收入才会相应地越高。于是，在此机制的激励下，玉林社区卫生服务中心的业务量在最初几年获得了快速的增长，如2002年中心管理了1600个高血压病人，而到2006年玉林被邀请代表全国社区卫生服务中心在全国性的工作会议上做介绍时，中心已经管理了2600个高血压病人。可见，玉林管理的病人越多，其影响力的辐射效应就越广。

（三）颇具特色的全科服务模式

与全国其他地方社区卫生服务所推行的全科服务模式一样，玉林的全科服务也是顺应了当地疾病谱变化和病因变化的大趋势，对医疗卫生服务的理念和内涵做了变革，从传统的"自我治疗＋门诊服务＋住院服务"模式转变为强调"主动＋连续＋综合"的服务模式。在新的全科服务理念下，原来的医疗内涵逐渐被扩展为对健康的全程干预和保障，而健康保障服务则需要延伸到家庭中，并且还需要综合性的、全程连续性的服务。于是，玉林模式的一个突出特征是社区医生不再单纯地被动地在医疗机构诊室内等待患者前来就诊，而是主动地掌握潜在的亚健康者和慢性病患者的信息，在其疾病发作之前即进行预防干预，强化对慢性病的管理和控制，从而真正保障了社区居民的健康。

不过，玉林模式与全国其他地方推行的全科服务模式有一个重要的区别，其具有突出的浓厚的家庭医生色彩。在其他地方如上海市长宁区，一个社区卫生服务中心会按照街道辖区内的地理空间将员工划分为若干全科服务团队，每个全科团队负责一个或若干个社区，其中，单个的医生在很长时间内并没有和一个固定的服务对象建立某种关系。但是，玉林模式则不同，不仅一开始就将全科医生和某一固定片区的居民结对联系起来，还直接将原来以人体系统划分的临床科室转变为"某某医生诊室"。该理念体现的不仅仅是"以人为本"，即全科医生自己所称的"把医生当人看"，而且也将医生和病人的距离拉近了。首先，病人对某某医生诊室会感觉更为亲切，一下子就记住了医生的名字，这会拉近"医患"关系。其次，以某某医生的名字命名的诊室也会增强医生本人的责任感和荣誉感，上门就诊的患者以及其专门对口的服务片区的居民很快就认识了该医生，他们之间建立起来的某种熟人关系将会无形之中对医生施加一定的压力和约束。

为打造真正的全科服务模式，以及维持强化社区公众的信任，医生对全科医学知识的学习动机更加强烈了，其学习的毅力与努力程度有时也超出人们的想象。从以下对一位全科医生的访谈中，我们可以看出，医生对学习所欠缺的知识是有内在动力和压力的，而且全科医生也深刻地意识到预防知识和专科医疗知识一样是其获得公众信任的关键点。

——在社区工作这么长时间，你在工作的过程中有没有什么特别困难或解决不了的问题？

工作上还是有很多，现在不停地学习，当时很多疾病我们不敢治疗，像糖尿病都不敢用胰岛素，病人要用胰岛素我们就让他去三甲医院取，我们根据医嘱给他配药，绝对不动他的胰岛素。现在就不一样了，他说血糖不对要用什么药，我们看他用的药对不对，饮食、运动等对不对，就可以给他配药了，也治得很好。当时有个糖尿病一体化学习，我们专门到华西医院学习了一个月，所以这里的医生对糖尿病治疗比较擅长。

——当时不敢开（药）是开不好还是有限制？

技术问题，不自信怕开错。虽然专家说社区工作要搞最基层的，但是我觉得社区不管搞什么，预防保健也好，公共卫生也好，还是要以医疗为依托，否则病人不信任你，是搞不下去的，别人也不会给你开门。比如现在我到哪里去，别人不认识我，只要我说是玉林社区卫生服务中心的刁医生，别人就会给我开门，因为信任。

——是因为认可社区吗？

认可社区和医生。

——那现在认可度、知名度也很高了？

对。但是如果没有这个依托，以前也搞过社区诊断和调查，除非居委会工作人员带过去，自己去的话就不会开门，但是现在如果说我是哪个医生，他就会开门，也会配合你，要不然就算开门也会乱讲。（访谈对象：全科医生刁医生）

（四）玉林与政府、社会间建立了强有力的关系支持网络

强有力的关系网络与资源支持对于玉林社区卫生服务的发展起到了至关重要的作用。玉林社区卫生服务中心获得的某些外部支持显然是其他社区卫生服务机构难以想象的，如最早的中加项目奠定了玉林模式的基本理念和硬件基础，随后的中英 UHPP 项目帮助塑造、规范和优化了玉林社区卫生服务模式，促成了玉林社区卫生与贫困医疗救助的整合。同样，全国社区卫生服务协会和卫生部都对这个较早试点的玉林社区卫生服务中心给予了特别的扶持和指导，通过一些卫生服务项目进一步提升和扩大玉林社区卫生服务的质量与影响力。

除外部的支持网络外，武侯区政府和玉林街道、居委会等的支持也是强有力的。武侯区的支持包括政策支持、放权和资源扶持，可以说卫生局对玉林社

区卫生服务中心发展中面临的任何困难都高度重视，并给以解决。而玉林街道则通过购买服务等方式每年给玉林社区卫生服务中心拨出一些特殊的专项扶持资金，这些对于中心的早期成长尤其关键。当玉林进行健康教育和扩大自身的影响力时，居委会的配合和大力协助无疑是必不可少的。

由于以上这些鲜明的特征，玉林社区卫生服务中心的发展似乎超乎想象地迅速和成功。玉林模式很快引起了全国层面的广泛关注，不仅得到了卫生部和区政府的认可，也同样获得了居民或公众的称赞，以及玉林内部员工的认同。

武侯区政府的领导这样总结和描述他所知道的玉林模式的影响力：

> 2005 年玉林社区卫生服务中心的医生年收入就已经达到了人均 7 万 ~ 8 万。我们全区人均是 4 万，其他社区太低，它特别高。但它这个特别高并不是我们政府给它补助多，而确实是它本身经营得好（它本身创造的价值高）。它本身经营得好，老百姓肯定是满意的，它那里是爆满，甚至富翁、那些搬走的人也是开着车到那儿去看病，都有这种情况，非常受老百姓欢迎。老百姓非常满意那当然政府就满意了。费用又不高，当时在全市玉林的收费也是比较低的，同时职工的收入还最高，这简直就是……我就说你们这个弄得简直太好了，没想到。印象也非常深。（访谈对象：武侯区现任分管区长安区长）

第二节　在转型与变革中发展的玉林模式

2005 年随着关于中国市场化取向的医改成败的争论和对看病难看病贵问题的讨论不断扩大，国家领导人开始公开承诺对医疗卫生体制进行综合性的改革。新医改的取向是确保公民获得基本医疗卫生服务的权利，即需要提高基本医疗卫生服务的可及性和公益性。这意味着社区卫生服务中心要承担基本医疗卫生服务供给的功能，从而在确保基本医疗卫生服务的可及性的同时，将提高服务的公益性提到了非常优先的地位来考虑。在此大背景下，成都市武侯区探索和推出了药品零加价和"收支两条线"管理两个重要的举措，这对于玉林模式的变革也产生了深刻的影响。

(一) 药品零加价政策的实施

药品零加价政策在武侯区实施是 2006 年底 2007 年初。人大代表在"两会"期间提出老百姓看病难问题，适合老百姓便宜方便地就医的机构很少，一方面公众的医疗健康需求强烈，而另一方面，国家提供的医疗卫生资源太少，于是，私有医疗机构增多，一些不合法的医疗诊所被取缔后又死灰复燃，政府每年花很多精力做整顿工作。当时人大代表提出了这个问题，武侯区委就了解了一下，了解到的情况是社区医疗卫生机构一般在药品招标书上将价格上浮 15% 作为利润。根据武侯区区委书记的回忆，当时的决策过程是这样的：

> 我们就想能不能在玉林的基础上升华，2007 年 3 月我们就搞了这个试点，叫"药品零加价"，通过区委、区政府会议等决策程序，定了大的原则，确定将 2007 年作为武侯区"社区卫生服务年"。其中，核心是保持社区卫生服务中心的公益性，即政府举办，人员管理经费开支全部由政府拨款，保证公益性，弱化逐利性。基本想法是使百姓的需求在社区卫生服务中心能够得到满足，而且要保证质量。当时还不叫零差价。后来就在剩下的 12 个街道办规划布局，当年基本上把所有的街道卫生服务中心建立起来了，其口号是"公共卫生免费服务，基本医疗成本服务，特殊医疗盈利服务"。(访谈对象：玉林社区卫生服务中心康书记)

2007 年初，武侯区规定对政府举办的社区卫生服务机构基本用药均以进价向服务人群销售。"零加价"药品的价格原则上不高于社会零售价格。"药品零加价"政策切实让利于民，减轻了社区居民的经济负担，提高了人民群众对医疗卫生服务的满意度。"药品零加价"政策适用的人群为具有本区户籍的人员。"药品零加价"政策适用的药品参照《四川省基本医疗保险药品目录》中甲类药品和部分乙类药品，由区卫生局确定。

首先，参照《成都市农村药品监督供应网络管理暂行办法》和《成都市武侯区人民政府关于规范政府采购行为的实施意见》(成武府发〔2004〕55 号)，建立政府集中采购、统一配送、统一价格的药品供应模式。区政府采购中心负责按照有关政府采购的规定确定药品供应商。区卫生局作为政府的采购代表，负责对列入基本药品目录范围的药品进行统一采购，并确定对供应商供应药品的范围和配送要求。药品供应商负责将药品统一配送到由区政府举办的社区卫生服务机构，具体配送管理办法由区卫生局制定。药品供应商必须保证药品质量。药品价格必须满足"药品零加价"的要求。

其次，武侯区推进社区卫生服务工作领导小组办公室负责对全区社区卫生服务机构的药品价格进行监督和调控。武侯区物价局负责对全区药品市场进行价格监测，并依照相关法规和政策对社区卫生服务机构的药品价格进行监督、管理、指导和检查，每月对武侯区药品市场的监测价格及社区卫生服务机构的药品价格进行监督评估，并将评估结果报区推进社区卫生服务工作领导小组办公室。评估结果作为全区社区卫生服务机构药品价格调整及供应商是否继续负责提供社区卫生服务机构统一配送服务的依据，具体办法由区物价局会同相关部门制定。区卫生局负责制定所有"零加价药品"社区公示方案，督促各中心及时将"零加价药品"的目录范围和价格向社区公布，接受社区群众监督。

最后，加强药品质量管理与用药管理。武侯食品药品监督管理局要每月对药品质量进行抽查，并将结果报区推进社区卫生服务工作领导小组办公室。抽查结果作为药品供应商是否继续负责统一配送服务的依据。而区卫生局负责对社区卫生服务机构的用药进行监督和管理。社区卫生服务机构使用的纳入招标配送目录的药品必须由社区用药配送商实行统一配送，不得从其他渠道购进同通用名的其他规格的药品。居民凭本人身份证和户口本（集体户口者持复印件加盖集体户口单位公章）在指定社区卫生服务中心办理就医卡，凭卡在社区卫生服务机构享受药品"零加价"。"零加价"药品必须是指定社区卫生服务机构的处方用药。单张处方药品价格不超过40元，一般性疾病用药量不超过3天，慢性病用药量不超过5天。若用药量确需超过上述规定的，由社区卫生服务中心书面报区卫生局批准；区卫生局每季度将情况汇总后向区推进社区卫生服务工作领导小组汇报。

武侯区政府对社区卫生服务机构实行"药品零加价"政策后的差额，原则上按照社区卫生服务机构实际发生的基本药品费及相关规定给予补贴。补贴金额由区卫生局根据各社区卫生服务机构用药及服务状况确定。每季度区卫生局做出统计报表及补贴方案报区财政局批准。用于调剂的财政补贴资金，由区卫生局负责管理，区财政局负责监督其使用。

2007年实行的零差价改革，玉林社区卫生服务中心对其是存在顾虑的。武侯区政府的解决方法很简单，即补偿式或赎买式改革，以打消社区卫生服务中心的顾虑，如政府每年掏一千万元，就是来补贴差价的，即政策的实施不会对玉林社区卫生服务中心的药品收入产生实质性的影响。同时，也降低了社区卫生服务中心和药品流通企业谈判与打交道的成本，"刚开始推行的时候许多社区卫生服务中心都有一些顾虑，但是听方案的时候中心主任都参加了，他们不用跟药商去谈价，他们心里有底，因为有财政补贴了"（2010 年 4 月 27 日书记访谈）。此外，武侯区在国家规定的 300 多种基本药物的基础上，将药物增加到 500 多种，基本上满足了社区卫生服务中心的需求。这一点是得到玉林社区卫生服务中心支持的。一旦药品零加价政策正式实施之后，地方政府就开始承担起对政策实施情况的监督职责，以确保社区卫生服务的公益性得到切实的提高，受访的区委书记是这样描述的：

> 社区卫生服务中心的药品如果高于药店的价格，我就找它。每个季度，物价局会去摸一下情况。药品采取卫生局采购统一配送，没有回扣，区里统一招标，统一配送到社区卫生中心，比网上价格低 35%，第一步做到这里。（2010 年 4 月 27 日书记访谈）

（二）"收支两条线"管理模式的引入

2007 年，国务院决定在全国选几个地方试点社区卫生服务"收支两条线"管理模式。北京东城区、杭州下城区和成都武侯区三个地方被选中。按照当时的武侯区决策者们的回忆，他们刚开始的时候对"收支两条线"的认识是不清楚的，当时一般认为"这是往回走，又回去吃大锅饭"，所以，"是不怎么支持的"。于是，武侯区当时也是选了两个社区卫生服务中心进行试点，一个是玉林，另一个是晋阳。可见，和其他地方后来推行"收支两条线"管理模式一样，对于该模式的担忧和抵触在许多地方都是普遍存在的。武侯区的安区长是这样回忆当时的试点过程及其观念的转变过程的：

> 一开始，我们有点应付，就是收了又拨回去。后来这个事情呢，主要有一个好处，我一直在推的就是玉林的绩效改革这块儿，那一块儿做起来之后我原来的担心就没了，后头我们就觉得这个东西还是对的，就逐渐加

大了社区卫生服务中心公共卫生服务，我们也觉得把经营这块弄掉之后也对公共卫生这块有促进作用，因此后来我们就全面实施了，后来加上又实施了药品零加价政策，也跟这个有关系，也涉及这块儿，补助多少钱，怎么算，也麻烦，后来就干脆全面推开了，支是按预算支，不按收的支了，这个就完完全全的"收支两条线"了。做下来以后，我自己认为"收支两条线"没问题，关键是要把绩效考核这块儿做硬，这块要是没有做硬的话，那"收支两条线"就是还要走回到以前"吃大锅饭"去。所以我们当时就决定做，我们区一直把这个做得比较好。（访谈对象：武侯区现任分管区长安区长）

实行"收支两条线"预算管理之后，玉林社区卫生服务机构的全部收入和支出纳入部门预算，实行统一管理。社区卫生服务机构取得的收入按规定全额上缴区财政专户，其支出按照部门预算管理要求，由区卫生局和区财政局予以核定。

在收入管理方面，社区卫生服务机构的医疗收入、药品收入及其他收入，按照"收支两条线"的规定，全额上缴区财政专户。社区卫生服务中心必须严格执行国家和市社区卫生服务收费项目与收费标准，坚持"预防为主、防治结合"的方针，以质量优先、效率优先的原则，规范收入行为，每月按规定将收入全额上缴专户。区卫生局、区财政局应督促社区卫生服务中心及时足额上缴相关收入，定期对社区卫生服务中心上缴的收入进行核实；按照"收支两条线"的要求，收集、汇总、审核服务中心财务报表和信息，加强专户资金的日常管理；按照部门预算管理的要求，指导和审核社区卫生服务中心年度预算的编制。

在支出管理方面，玉林社区卫生服务中心的支出主要分为四种类型。

（1）人员经费支出。区卫生局、区财政局要核定编制内的实际在岗人数和收入标准，结合公共卫生和基本医疗服务的质量、数量及服务对象满意度，确定社区卫生服务中心的职工收入可分配总量，建立比较科学合理的职工收入增长机制及职工加班、值班等补助标准。

（2）公用经费支出。区卫生局、区财政局要按照合理、必要原则，根据社区卫生服务中心提供的医疗和公共卫生服务数量，探索采取定额管理、社会平均成本、标准成本等形式，合理确定社区卫生服务中心的公用经费。

（3）专项支出。社区卫生服务中心基本设备购置、房屋修缮、信息化建设、人才培养、公共卫生突发事件处理等专项经费，按照实际工作需要，经审核确定后，纳入部门预算统筹核定。

（4）药品、卫生材料费支出。区卫生局根据社区卫生服务中心按照规定方式采购的药品、卫生材料的实际成本，确定药品、材料等支出。

对于社区卫生服务中心的年度资金结余，区卫生局和财政局应组织对全区社区卫生服务中心的经济运行情况进行年度审核。对突破预算支出的社区卫生服务中心，区分不同情况，统筹考虑，综合平衡，对合理的超支部分（包括政策性减收因素）经区财政局审核，报区政府同意后予以补偿。社区卫生服务中心的经费结余全部由区财政统筹安排。

（三）对"收支两条线"管理模式及其后果的进一步讨论

1. "收支两条线"管理模式的优点和积极意义

从 2007 年开始全面实行的"收支两条线"管理模式，规定医院所有的收入都上缴财政，把社区卫生医疗服务中心作为一个国有企业，药品由卫生局规划统一配送，对卫生服务中心进行定编、定人、定待遇标准和定激励机制。一旦社区卫生服务中心入不敷出的话，财政每年会补贴一部分经费，以保证其运作。应该说，"收支两条线"管理模式的运行已经显现出了某些优点或积极效应。

首先，弱化医生的逐利性，确保社区卫生服务的公益性目标。"收支两条线"管理切断了社区卫生服务机构经济收入和医生个人分配的利益关系，即社区医生的收入将不再取决于其为机构创造的经济价值，而是与其工作业绩、医疗卫生服务质量和居民满意度等因素密切联系。于是，过去一直被诟病的医院寻利行为得到了遏制，这是社区卫生服务机构能够保持其公益性的一个重要的制度性基础。总体而言，成都市的医疗收费比较低，玉林社区卫生服务中心的次均医疗费用不到40元。由于570多种药品实行零差价，社区卫生服务机构在药品上基本没有利润。还有一些社区卫生服务和诊疗检验也是优惠的。这些都反映了社区卫生服务机构的公益性逐步提高了。

其次，有助于社区卫生服务中心财务的规范管理和药品零差价政策的实施与推行。从公益性角度来看，社区卫生服务中心作为非营利机构，应当健全财务收支管理制度，相关财务信息应该透明，至少对政府和相关受托人进行公开。而要实现这一目标，首要的条件是规范财务管理系统，显然，"收支两条线"管理模式有助于从根本上对社区卫生服务中心的财务进行规范化管理。第一年实行"收支两条线"及其规范化管理的时候难度很大，因为不规范，做报表都要加班。"这个是强行推下去的，经过多次培训，相关操作流程规范了，就顺畅了很多。"（书记访谈记录）此外，一旦财务管理制度规范了，"收支两条线"对于药品零差价政策实施的意义就十分突出了。社区卫生服务中心使用多少药品，使用什么类型的药品，成本多少，政府补贴款的去向及使用方式等信息都比较容易获得。

为调动大家的积极性，从 2009 年开始，社区卫生服务中心每年都进行绩效考核，考察的是门诊量、全民建档率等。成都市只有武侯区实行了"药品零差价"政策。

最后，有助于不同地区社区卫生服务的均衡发展。虽然社区卫生服务中心在其早期的发展过程中得到了社会各界的广泛支持，规范化程度高，能够较好地将公益性目标与效率结合起来。但是，却无法保证其他街道新设立的社区卫生服务组织也能够达到同样的层次和发展水平。显然，一旦允许许多新兴的社区卫生服务组织自主创收，且不实行"收支两条线"管理的话，不仅难以确保这些社区卫生服务机构还能够保持其公益性，而且各个社区卫生服务中心由于技术或服务质量的差异，收入水平也会出现很大的差异，于是，同一城区的社区卫生服务发展的不平衡问题就会难以解决。此外，"收支两条线"管理还能帮助落后社区分担转制成本。

实行"收支两条线"对我们事业发展起到了极大的保障作用，几个转制的中心，包袱也重，退休人员也多，如果不是政府兜底，它们根本不能承受。（访谈对象：武侯区卫生局局长）

2. "收支两条线"管理模式的缺陷

首先，社区卫生服务组织管理的自主性下降了。具体而言，"收支两条线"管理在许多方面削弱了玉林社区卫生服务中心的自主性。如"收支两条线"管理将玉林社区卫生服务中心主任的一些权力收回到政府行政主管部门，员工外出旅游休假也在"收支两条线"政策实施之后变得十分困难，药品采购与定价权完全转移到卫生局，由卫生局统一决策，社区卫生服务中心的许多设备采购也需要卫生行政管理部门的审批与统一招标。

> 社区卫生服务中心的主任觉得不方便，因为有些开支，新的经费需要申报，很麻烦，有些涉及政府采购，时间会长一些。玉林现在要改造一个康复中心，定了以后要招标，还要一个过程。（访谈对象：玉林社区卫生服务中心主任）。

此外，至关重要的人才招聘也主要由卫生局决策，而社区卫生服务中心由于缺乏编制，在人才招聘方面并没有自主权。同时，解决社区卫生服务中心内部的人员激励问题也是十分重要的。卫生局局长在访谈之中是这样描述人才问题的：

> 要保证体制有活力，需要有一个激励机制，即留住优秀的医护人员。而要想留下来，就要表现好，这样在编制内，退休待遇高。聘用也有淘汰机制，有流动性。副主任都是聘用的，但是希望能够留住骨干医生……社区卫生发展人才还是比较短缺，所以需要做一些工作留住人才。今年的毕业生中有一些人才，送到华西医院培训，再送到各个中心去。（访谈对象：武侯区卫生局局长）

其次，绩效考核和管理系统变得更加复杂。"收支两条线"管理之后，绩效考核系统变得更加复杂，主要体现在两个方面：一方面，考核的责任主体由原来的社区卫生服务机构，转变为区卫生局和社区卫生服务机构。而且在卫生局和社区卫生服务机构之间还新设立了一个统筹性的社区卫生管理中心，它也具有一定的业务审批和绩效考核功能，从而使得绩效考核的过程和工作大大复杂化了。另一方面，绩效本身分为基础性绩效（60%）和奖励性绩效，其考核系统十分复杂。武侯区采取的原则是总量控制，"不要平均发，将奖励性绩效按照浮动水平来发，不能吃大锅饭。现在再细化一些，就是将原来绩效中不规范的，或者是没有考虑到的问题规范化，因为毕竟是预算管理"。和医院不同，医院院长的权力很大，而中心主任对绩效考核与员工薪酬缺乏实质性的影响力，不同员工的收入差距并不大。"收支两条线"下复杂的绩效考核客观上也造成社区卫生服务中心对财政资源产生过度依赖以及资源利用率低。

从 2003 年开始搞绩效考核，英国人帮我们搞，现在成都甚至全省都是根据我们这个蓝本（搞）……当然现在我们的认识又有点变化，包括卫生局……但是还没有完全推开，我们是不是要和经营完全脱离了，但是现在回过头来看，还不能完全和经营脱离，这样才能保证高效率，否则的话，要是完完全全不考虑经营，没有这个压力就不用精打细算了。当然，这个调整还要慢慢来，而且这个调整也是小调整，不是大的，不可能加很重的经济压力或经济指标，不是那样，就是说稍微要有一点这个，就是不能让这些中心主任完全不考虑经营，我们现在认为这样也是不对的。（访谈对象：武侯区现任分管区长）

最后，激励机制出现弱化倾向。"收支两条线"管理之后，玉林社区卫生服务中心每年可以用以分配收入和激励员工的经费基本上通过预算的方式确定下来了，这意味着社区医生的工作量即使增加很多，收入也难以获得相应的提高，而这显然不利于机构扩大规模、提高医生的工作积极性。如 2002 年中心管理了 1600 个高血压病人。2006 年中心管理了 2600 人。管的病人越多，辐射效应就越大。应当给中心一个指导思想，"管的人越多，效益就越好，例如高血压病人一旦被管理起来，其一年的药都从中心开，当然就好了。到现在玉林才管理了 3100 人，平均每个大夫管理 200 个高血压病人，80 个糖尿病病人。3100 人代表了社区中心预测病人数的 30%。人数增加很慢，但是也表示现在管理难度加大，医生管理的精力实在有限。现在玉林有 12 个医生，人手不够，但是中心也不想加人了，因为现在'收支两条线'了，多出来的人要分现有的羹"。（陈博文访谈）

第三节　玉林模式的理论价值

在社区卫生服务中，服务人员对社会的贡献或价值难以反映到他们的劳动报酬之中。对于潜在的患者和有需求的公众而言，社区卫生服务在抽象的意义上具有准公共产品的性质，任何一个人对卫生服务的消费一般不会减少其他人对同类服务的消费。社区卫生服务在两个方面强化了其公共产品的性质：一是增加了更多的免费的卫生服务内容、服务方式（如设置家庭病床、签约与定期访视等），提高了服务质量（更有耐心，更有针对性，更少的寻利动机，更多从预防患者的疾病和强化健康的角度来考虑，以及为人民服务意识的增强）。二是显著地降低了社区卫生服务的费用，尤其是药品价格下调。卫生服务费用下调使得接受服务的公众仅仅支付一部分费用来分担社区卫生服务机构的运行成本，而其余的成本则由政府财政负担。从这个意义上说，社区卫生服务的公益性和公共物品的性质主要取决于政府的财政支付水平，当然，也与抑制机构寻利的努力有关。此外，对享受社区卫生服务的公众而言，其所获得的福利所具有的价值应当超过其为之支付的费用。当然，这样的判断标准是由市场决定的。在传统的价格理论或市场竞争中，生产者是以边际生产成本来确定其愿意接受的价格水平的，而在准公共物品的供给中，社区卫生服务中心事实上是按平均可变成本收取部分费用的。

哈耶克指出，如果基于人们的动机、努力或刻苦程度付酬，就会在某种程度上产生稀奇古怪的后果。在社区卫生服务当中，我们看到团队工作的动机、努力和刻苦程度都会十分显著地影响着医护人员的报酬。在社区卫生服务中，员工绩效考核中除了工作强度和工作量之外，居民的满意度也将成为一项重要指标。这就隐含了许多问题：天性乐观、温和而有耐心的员工，可能获得的满意度评价就高一些；在一些居民十分挑剔的高档社区和一些居民易于沟通的社区，相同的团队即便提供相同的医疗卫生服务也会得到很不相同的满意度评价，更不用提不同的团队在不同社区的行为表现可以在多大程度上具有可比性。是否可以通过竞争性选择来解决这一问题？如打破区域划分，根据不同全科团队的服务对象与签约居民数或工作量大小来评判，但这里也存在一些问题，如是否会出现作假的现象。

在理性计算的团队生产中，如果员工对机构的贡献和收益相称，我们认为员工的工作被付以了公平的酬劳。在社区卫生服务中心，一方面，当员工的工作价值不能量化，员工努力工作以获得更多报酬的正向激励链条断裂了，而另一方面，同事间横向类比激励机制也会出现危机。在实行"收支两条线"政策之前，员工根据各自水平和能力创收，横向收入差别原则事实上是以一种竞争压力起到了激励作用。实行"收支两条线"之后，每个员工的收入既不再和个人的业务创收相联系，也不和社区卫生服务中心的总收入存在直接的关联，事实上是与岗位或所谓工作量挂钩的，工作量大大增加，但是所有岗位的报酬将呈现一种刚性的趋势，即每个员工的收入开始随着岗位固化了，并且不同员工之间，乃至团队成员与非团队成员之间的收入差距也可能变小或固化了。于是，激励员工努力工作的机制出现了一种潜在的失灵危机。

实际用来确定工作业绩的标准往往体现或包含了特定的价值规范和文化属性，例如那些被评价的员工，是否按照一定的社会规范行动，是否促进了社区卫生服务组织目标的实现，以及它们是否在总体上体现了社区卫生服务的公益性。一般而言，社区卫生服务中心的员工是根据他们的专业性、连贯性以及在卫生服务团队中工作的能力，而得到评价的。

第四节　玉林模式的启示与政策含义

（一）基本医疗卫生服务供给模式的另一种选择：玉林模式的启示

根据政府在服务提供过程中所扮演的角色，基本医疗卫生服务供给有三种不同的模式。第一种是市场化供给模式，即政府不干预医疗卫生服务机构的服务提供行为和价格。在过去，乡村医生和基层医院由于其商业化与趋利行为过度而受到广泛质疑。第二种模式是以"收支两条线"管理为特征的政府直接供给模式。政府直接举办以公益性为导向的社区医疗卫生服务机构，医疗卫生服务机构属于事业单位，机构主要负责人由政府行政部门直接任命或招聘，机构的医疗设施和资产都属政府所有。第三种模式是政府购买服务模式，即政府设计和制定一个清晰的基本医疗卫生服务包，向任何有资质的营利性或非营利性医疗卫生机构购买服务，而获得购买服务合同的医疗卫生机构应该按照政府规定的价格和质量确保服务的可及性。

最近几年，大量的研究和经验表明完全市场化的医疗卫生服务提供模式是无法保证公众对基本医疗卫生服务享有的可及性和公平性的。营利性医疗机构的寻利行为难以得到有效的控制和约束，从这一点看，即使是选择第三种政府购买服务模式，为了保证购买服务的有效性，政府选择购买服务的对象应该主要侧重于非营利性组织，而不是营利性医疗服务机构。显然，由于非营利性医疗卫生服务机构和政府具有类似的目标追求和理念，政府对此进行监督的成本相对会低一些，而那些营利性医疗机构则会想方设法规避政府的监管以谋求利润。

对于新医改政策的制定者而言，各个地方经济社会资源差异巨大，政府应该以何种方式提供基本医疗卫生服务，要因地制宜，不能"一刀切"。早期以自主经营为基本特征的玉林模式显然更多地具有第三种模式的特征，即政府向独立的第三方非营利组织购买服务。玉林模式的成功是有许多有利条件和特殊性的（这并不一定适合在其他地区推广），包括中加合作项目的支持、中英UHPP 项目的支持，以及卫生部等对玉林社区卫生服务团队进行的规范化培训、组织再造和医疗卫生服务模式的优化等。广泛的国际国内合作还帮助玉林社区卫生服务中心改变管理者和医生团队的服务理念，塑造公益性价值目标。此外，玉林模式在其发展过程中受到地方政府的大力扶持和推动，显然，玉林所获得的国际国内合作机会以及由此获得的知名度或影响力是其他绝大多数地区难以想象的。玉林的外部影响力也在一定程度上大大提升了员工的荣誉感、信心。

（二）玉林模式演变的价值内核：自主性、公益性与激励的冲突

药品零加价政策和"收支两条线"管理在很大程度上转变了经典玉林模式的一些重要特征，使其成为我们现在所看到的新玉林模式。玉林模式的这种转型反映了政府在新型医疗卫生体制改革过程中所面临的两难选择，即如何在基层社区医疗卫生服务机构的自主性、公益性中进行选择。显然，经典的玉林模式突出了自主性和高度的激励性，创造了社区卫生服务机构医护员工高度满意、居民高度满意以及社区和街道乃至政府高度满意的多方共赢的局面。玉林社区卫生服务中心的管理者和员工相信其在利用市场机制获取一定的合理的收入报酬时能够有效地保持机构的非营利性。在玉林人的眼中，公益性和员工取得合理劳动报酬之间并没有矛盾。对于政府而言，作为一个先行者和探索者，玉林的经验模式在社区卫生服务刚刚的时候起步是没有问题的。但是，一旦社区卫生服务需要在全区乃至更广泛的地区进行推广和全面发展时，经典的玉林模式如何能够被其他地方模仿、借鉴而不失去其公益性则是一个非常棘手的问题。而在追求公益性成为全国新医改的基本政策目标的大背景下，武侯区在全面推广玉林模式时为了确保社区卫生服务的公益性，选择对新型社区卫生服务进行规范化和标准化管理。于是，药品零加价政策和"收支两条线"管理成为

地方政府最适宜的政策选择。当然，为了避免武侯区各个社区卫生服务机构之间人为的制度差异，玉林社区卫生服务中心显然难以游离于制度框架之外而保持其经典模式。最终的结果是玉林自身也顺应了改革的大潮流而发生相应的转型，这种转型无疑会提高玉林模式的公益性程度，不过，改革对玉林的自主性和激励的削弱最终是否会影响玉林模式的影响力和可持续性，还需要经历更长时间的观察和实践检验。

（三）政府与市场在社区卫生服务中的作用边界

在经典的玉林模式中，政府、市场与非营利机构之间的作用边界相对清晰，政府对玉林社区卫生服务中心的行政干预相对少，侧重于以政策法规的形式规范机构的行为。市场的作用主要体现在药品采购与定价，以及部分基本与特殊医疗服务收费方面，而作为非营利的社区卫生服务组织则相对具有一定的灵活性和自主性，其在获取一定的收入和保持非营利性方面具有较强的平衡能力。但是"收支两条线"政策全面实施之后，政府对社区卫生服务机构的监管与干预的边界明显扩大了，从员工的薪酬、绩效考核、人事聘用，到药品采购与医疗设备配置等许多方面都被纳入政府监管的范围之内。由此，卫生行政管理部门对社区卫生服务工作的行政监管也显著增加，而为了应对工作重心转变引发的挑战，包括武侯区在内的许多地方都在卫生局设置了一个新机构，即社区卫生服务管理中心。该机构专门负责辖区内所有社区卫生服务机构的相关经费预算申请、划拨以及设备材料的采购申请工作等。

那么，玉林模式的转型无疑会对新医改政策的实施提出一个类似的问题，即在基本医疗卫生服务供给中，政府到底应该监管社区卫生服务机构的哪些业务和行为，其监管的方式是什么，其监管的边界应该到哪里，市场化的或具有一定自主性的经营性活动是否应该允许。如果允许的话，哪些经营活动可以交由社区卫生服务机构开展？其经营活动的边界在哪里？从以下对武侯区政府的领导的访谈中能够发现这些问题正在困扰着决策者，并且远没有清晰的答案。

——如何看待实施"收支两条线"政策对玉林员工积极性的影响？

"收支两条线"对玉林……有反向的作用。职工反映，怕把工资降下来，后来我们就是通过一些项目，再给他们补回去，不能让人家降啊，人家本来做得挺好的。实际上社区卫生服务中心可以做到靠自己经营（因为它本身之前就是一个很好的自我经营的社区医疗机构），它本身已经经营得非常好了，实际上可以做到让几方面都满意，如果能做到这一点的话，"收支两条线"实际上就没必要了。

——"收支两条线"把它的财权、人事权都收走了，那它再自己经营就比较难了，对吗？

是啊，它经营性的业务很少了。所以我说现在我们想在考核指标里再加一点经营指标。如果完全按照"收支两条线"政策的话，他们一般都不怎么考虑经营。好在我们现在的中心主任大部分是很早以前就开始做的，比较偏重于经营。他还有这个意识，但他的经营意识会不会淡薄，这个我说不清楚。（访谈对象：武侯区政府决策者）

图书在版编目（CIP）数据

探索中国社区卫生服务发展：来自成都玉林社区的经验／郭有德，
梁鸿，赵德余著．—北京：社会科学文献出版社，2015.6
（社会发展与社会政策论丛）
ISBN 978 - 7 - 5097 - 7286 - 7

Ⅰ．①探…　Ⅱ．①郭…　②梁…　③赵…　Ⅲ．①社区服务–卫生
服务–成都市　Ⅳ．①R197.1

中国版本图书馆 CIP 数据核字（2015）第 058695 号

· 社会发展与社会政策论丛 ·
探索中国社区卫生服务发展
　　——来自成都玉林社区的经验

著　　者／郭有德　梁　鸿　赵德余

出 版 人／谢寿光
项目统筹／童根兴
责任编辑／谢蕊芬

出　　版／社会科学文献出版社 · 社会政法分社（010）59367156
　　　　　　地址：北京市北三环中路甲 29 号院华龙大厦　邮编：100029
　　　　　　网址：www.ssap.com.cn
发　　行／市场营销中心（010）59367081　59367090
　　　　　　读者服务中心（010）59367028
印　　装／三河市东方印刷有限公司

规　　格／开　本：787mm × 1092mm　1/16
　　　　　　印　张：9.75　字　数：161 千字
版　　次／2015 年 6 月第 1 版　2015 年 6 月第 1 次印刷
书　　号／ISBN 978 - 7 - 5097 - 7286 - 7
定　　价／49.00 元